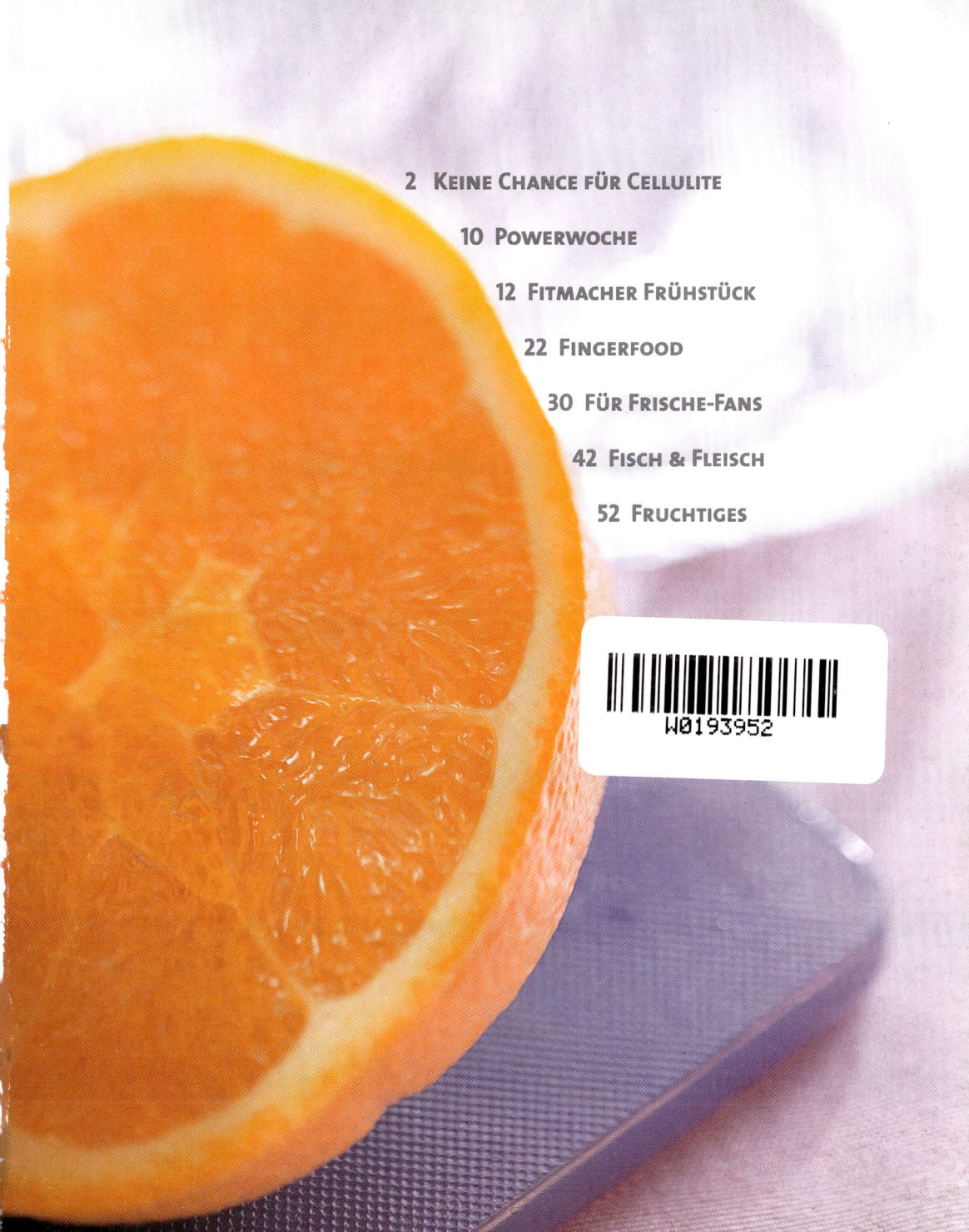

W0193952

Keine Chance
Orangenhaut erfolgreich bekämpfen
für Cellulite

BITTE KNEIFEN

Möchten Sie verhindern, dass sich unschöne
Dellen an Ihren Oberschenkeln oder am Po
zeigen? Sind die Hügelchen bereits vorhan-
den oder im Anmarsch? Machen Sie gleich
einen Kneiftest: drücken Sie die Haut am
Oberschenkel mit den Fingern einer Hand
zusammen. Sind an der Haut leichte Dellen
zu sehen, sollten Sie umgehend etwas gegen die beginnende Cellulite tun. Auch
sonst schadet es gewiss nicht, vorzubeugen.
Um erst einmal Klarheit zu schaffen: Die
berühmt-berüchtigte Orangenhaut ist das
Erscheinungsbild der Cellulite, fälschlicher-
weise oftmals als Cellulitis oder Zellulitis
bezeichnet. Es handelt sich dabei um Fett-
ablagerungen im Unterhautfettgewebe, die
von unten gegen die Oberhaut drücken und
als unschöne Dellen sichtbar werden. Viel-
fach werden und wurden Schlackeablage-
rungen für Cellulite verantwortlich ge-
macht. Untersuchungen in den USA haben
jedoch gezeigt, dass es sich »nur« um Fett
handelt. Betroffen sind zumeist die Oberschenkel und der Po, aber auch an den Hüf-
ten, am Bauch und an den Oberarmen kann
sich die Orangenhaut bilden.

Typisch Frau

Grundsätzlich kann es jede Frau treffen, und tatsächlich leiden viele Frauen über 30 unter einer mehr oder weniger ausgeprägten »Orangenhaut«.

Warum aber tritt Cellulite bei Männern nur selten auf? Frauen haben an den für Orangenhaut anfälligen Körperstellen große Fettkammern, die durch das Bindegewebe locker verbunden sind. Sie können viel Fett aufnehmen und sich extrem weiten. Wird dieses Bindegewebe mit zunehmendem Alter schwächer und nimmt zudem die Elastizität der darüber sitzenden Haut ab, können sich die Fettpolster unter der Haut abzeichnen. Bei Männern sind die Fettkammern in der Unterhaut klein und zumeist fest von über Kreuz laufenden Bindegewebssträngen eingeschlossen.

Nicht gottgegeben

Zwar kann es jede Frau treffen – es muss aber nicht. Wer sich ausgewogen und vor allem fettarm ernährt und ausreichend trinkt, baut den unschönen Dellen vor. Mit Verzicht hat das nichts zu tun, viel jedoch mit gezielter Auswahl und Zubereitung der Speisen. Genießen Sie!

Gleichermaßen wichtig ist Bewegung. Wer ausreichend Sport treibt, bleibt in der Regel von der Orangenhaut verschont. Sportlerinnen tragen nur selten Übergewicht mit sich herum, und ihr Bindegewebe ist und bleibt wunderbar fest. Ihre Muskelschicht ist stärker, die Fettzellen sind klein.

Unterstützend im Kampf gegen Cellulite wirken zudem regelmäßige Gymnastik und tägliche Massagen, mit denen Sie gezielt auf die Schwachstellen, die Sie stören, einwirken. Auch Wechselduschen leisten recht gute Hilfe. Die Durchblutung der betroffenen Stellen wird gefördert, der Stoffwechsel angeregt. Wenig Erfolg jedoch versprechen teure Cremes, die helfen nur dem Hersteller. Immer wieder zeigen Untersuchungen, dass durch die Cremes keine Besserung der Cellulite nachweisbar ist.

Kennen Sie Ihren BMI?

Die richtige Ernährung ist immer noch die beste Waffe im Kampf gegen Cellulite. Wer aktiv etwas gegen seine Orangenhaut tun will, muss auch etwas gegen Übergewicht und Fettpolster unternehmen. Aber haben Sie überhaupt zu viele Pfunde auf den Rippen? Lange Zeit errechnete man dies mit einer einfachen Formel: Normalgewicht = Körpergröße in Zentimetern minus 100. Für einen schnellen Check reicht das völlig, ansonsten arbeitet die Fachwelt heute jedoch mit dem Body-Mass-Index (BMI), der das Körpergewicht (kg) in ein Verhältnis zur Körpergröße (m^2) setzt und zwischen 20 und 25 liegen sollte. Mit der neuen Formel BMI = kg : m^2 finden Sie leicht heraus, ob Sie einige Pfunde zu viel haben.

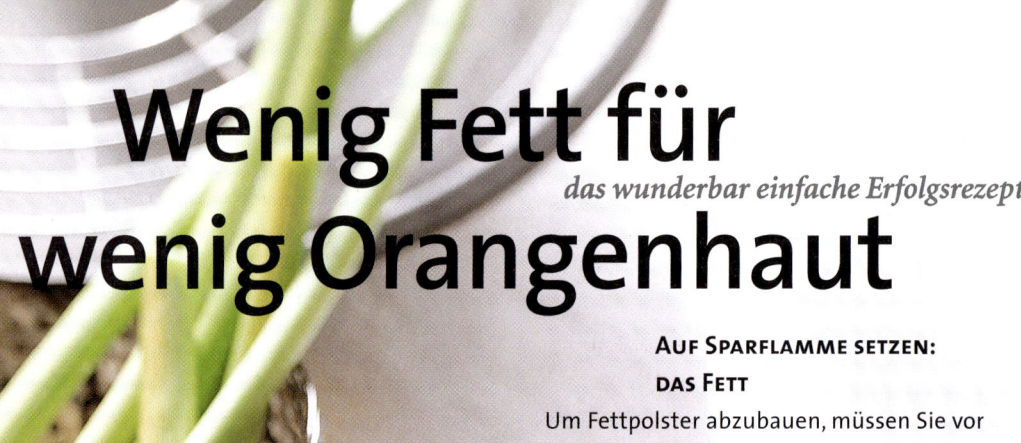

Wenig Fett für
das wunderbar einfache Erfolgsrezept
wenig Orangenhaut

AUF SPARFLAMME SETZEN:
DAS FETT

Um Fettpolster abzubauen, müssen Sie vor allem einen Stoff in Ihrer Nahrung reduzieren: das Fett. Aber verteufeln Sie es nicht völlig, Fett ist wichtig für Ihre Gesundheit und ein wesentlicher Geschmacksträger. Verwenden Sie das richtige Fett, und genießen Sie es sparsam. Mehr als 55–75 g Fett am Tag sollten Sie nicht aufnehmen. Beim Abnehmen sollten Sie sich sogar auf 40–50 g beschränken, das sind gerade mal 4–5 Esslöffel Öl.

DEN FETT-ROTSTIFT
ANSETZEN

✱ Als Brotaufstrich sind kleine (!) Mengen Butter oder hochwertige Pflanzenmargarine gut geeignet.

✱ Für Salate sind kaltgepresste Pflanzenöle am besten geeignet, etwa Rapsöl, Distelöl und Sonnenblumenöl. Auch Nussöle sind empfehlenswert – sie sorgen für gesunde Abwechslung beim Geschmack.

✱ Zum Kochen und Braten eignet sich kaltgepresstes Olivenöl hervorragend.

✱ Bereits beim Einkauf Ihrer Lebensmittel können Sie viel tun für Ihre Fett-Balance.

Achten Sie auf versteckte Fette, vor allem bei Wurst und Fleisch, Milchprodukten und Fertiggerichten.

✳ Meiden Sie Fettreiches wie Frittiertes, sahnige Cremesuppen, Chips oder Schokolade.

✳ Überhaupt sollte Fettes auf Ihrem Teller stets eine Nebenrolle spielen. In den Mittelpunkt gehört Kalorienarmes: Genießen Sie Obst, Gemüse und Salat, Kartoffeln, Reis und Nudeln. Darin stecken wenig Kalorien, aber reichlich wertvolle Vitamine und Mineralien.

FETTARM UND SCHONEND GAREN

Mit Fett geizen sollten Sie natürlich auch bei der Zubereitung Ihrer Speisen. Vieles lässt sich ohne Zugabe von Öl braten oder kochen. Kaufen Sie sich eine gute beschichtete Pfanne und/oder einen Wok für das (nahezu) fettfreie Braten, und auch ein Tischgrill leistet gute Dienste. Gemüse wird am besten schonend gedünstet (im fest verschlossenen Topf in wenig Flüssigkeit gegart) oder gedämpft (in Wasserdampf gegart). Vitamine und Mineralien entschwinden nicht ins Wasser oder an die Luft, sie landen auf Ihrem Teller und damit an ihrem Bestimmungsort. Auch Garen in Folie und im Tontopf sind empfehlenswerte Methoden. Sie müssen kein Fett dazugeben, und die gesunden Stoffe bleiben, da fest in Folie oder im Topf eingeschlossen, bestmöglich erhalten.

VERGLEICHEN SIE: IST ES EIN LOW-FAT-LEBENSMITTEL?

LEBENSMITTEL	FETTGEHALT JE 100 g	KALORIEN JE 100 g
Milch, 3,5 % Fett	3,5 g	64
Milch, 1,5 % Fett	1,5 g	47
Milch, entrahmt	0,1 g	35
Buttermilch	0,5 g	35
Saure Sahne, 10 % Fett	10 g	123
Schlagsahne, 30 % Fett	31,7 g	309
Speisequark, mager	0,3 g	73
Speisequark, 40 % Fett	11,4 g	160
Mascarpone	47,5 g	460
Parmesan	25,8 g	386
Emmentaler	30 g	386
Schellfisch	0,6 g	77
Lachs	13,6 g	202
Putenfilet (ohne Haut)	1,0 g	105
Putenkeule (ohne Haut)	3,6 g	114
Rinderfilet	4,0 g	121
Rinderhack	14,0 g	216
Schweinefilet	2,0 g	104
Schweinekotelett	7,6 g	150
Bierschinken	11,4 g	169
Mortadella	32,8 g	345
Kartoffeln, gek.	0,1 g	70
Pommes frites	14,5 g	290

Food for

das Richtige essen und genießen

every day

GEZIELT AUSWÄHLEN

Der sparsame Umgang mit Fett ist der erste Schritt bei den Bemühungen gegen Cellulite. Sie können aber noch viel mehr tun bei der Auswahl Ihrer Speisen und Getränke. Die Natur schenkt uns glücklicherweise eine Reihe von Lebensmitteln, die eine sehr positive Wirkung auf unseren Körper insgesamt und speziell beim Kampf gegen Cellulite haben. Beispielsweise festigt die in einigen Getreidesorten enthaltene Kieselsäure das Bindegewebe und lässt so die Fettzellen gar nicht erst sichtbar werden. Andere Stoffe kurbeln die Verdauung in unserem Körper an, und wieder andere sind wahre »Fatburner« und lassen das Fett ganz einfach wegschmelzen. Welche Stoffe wie wirken und in welchen Lebensmitteln sie enthalten sind, steht in der Tabelle rechts.

TAG FÜR TAG

* Fettarm und kohlenhydratreich genießen.
* Reichlich Obst, Gemüse und Vollkornprodukte essen. Vitamine, Mineralien und sonstige Inhaltsstoffe straffen das Bindegewebe, fördern die Fettverbrennung, entwässern und regen den Stoffwechsel an.
* Abwechslungsreich schlemmen.
* Naturbelassene Lebensmittel bevorzugen.
* Mindestens zwei Liter am Tag trinken, Zucker- und Kalorienreiches wie zuckerhaltige Fruchtsaftgetränke meiden.
* Salz meiden, es bindet Wasser im Körper.

WENIG HILFREICH: TEURE CREMES UND SPRITZEN

»Angeschmiert« sind Sie im wahrsten Sinne des Wortes, wenn Sie viel Geld für die so genannten Cellulite-Cremes auf den Tisch legen. Zwar wird während des Einreibens die Haut tatsächlich besser durchblutet, der Effekt hält jedoch nicht an. Hinzu kommt, dass in etlichen Cremes diverse Stoffe stecken, die gesundheitlich nicht ganz unbedenklich sind. Möchten Sie wirklich eine Allergie oder gar Krebs riskieren für einen sehr zweifelhaften Erfolg?
Ebenfalls fragwürdig sind Spritzen und weitergehende Eingriffe. Bei starker Cellulite kann Fett aus den Depots abgesaugt werden, ohne eine Umstellung der Ernährung sind die Depots jedoch bald wieder gefüllt. Auch andere Methoden helfen nur, wenn die Ernährung umgestellt und Sport betrieben wird. Kurzum: das Wundermittel gegen Cellulite gibt es leider nicht.

Von innen gegen Cellulite

Lebensmittel-Inhaltsstoffe	Wirkung im Körper	reichliches Vorkommen
Kieselsäure	stärkt das Bindegewebe, kräftigt die Haut	Vollkorngetreide (besonders Hirse, Hafer, Gerste)
Selen	entgiftet, für schöne Haut	fast alle Obst- und Gemüsesorten, Vollkorngetreide, Nüsse, Hülsenfrüchte, Fleisch
Kalium	fördert die Nierentätigkeit, entwässernd	Kartoffeln, Kohl, Naturreis, Früchte, Getreide
Eisen	für Blutbildung und Durchblutung, geschmeidige Haut	Fleisch, Fisch, Hirse, Erbsen, Bohnen, Spinat, Nüsse, Kohl, Trauben
Zink	für gesunde Haut, gegen Stress, entlastet die Leber	Fisch, Fleisch, Getreide, Hülsenfrüchte, Käse, Nüsse, Algen, Austern
Jod	für gesunde Haut	Seefisch, Jodsalz, Algen
Vitamin E	hält das Bindegewebe elastisch, fördert die Durchblutung	hochwertige Pflanzenöle (besonders Weizenkeimöl), Fisch, Getreide, Nüsse
Vitamin B_{12}	stärkt das Bindegewebe, wichtig für Zellteilung und Blutbildung	Fleisch, milchsaures Gemüse, Milch, Sauermilchprodukte, Eier, Fisch
Omega-3-Fettsäuren	fördern die Durchblutung	fetter Seefisch (Hering, Lachs), Lein- und Rapsöl
Gamma-Linolensäure	sorgt für gesunde und straffe Haut	Pflanzenöle, Avocado, Fisch
Sekundäre Pflanzenstoffe	teilweise wassertreibend	Obst und Gemüse
Bitterstoffe	unterstützen die Verdauung und besonders die Fettverdauung	Brokkoli, Artischocken, Hülsenfrüchte
Scharfstoffe	regen Verdauung an	Gewürze wie Ingwer, Chili, Pfeffer, Paprika
Senföle	unterstützen die Verdauung und bes. die Fettverdauung	Kohl, Rettich, Radieschen, Rübchen, Zwiebeln, Lauch

Mit Body-Styling

macht fit, schlank und schön

gegen Cellulite

UNVERZICHTBAR: BEWEGUNG

Wer rastet, der rostet nicht nur, bei dem hat Cellulite eine deutlich größere Chance. Tun Sie etwas dagegen, treiben Sie Sport. Sport baut Muskeln auf und gleichzeitig Ihre Fettpolster ab. Und er festigt das Bindegewebe, lässt die Fettpölsterchen also normalerweise nicht sichtbar werden.

Besonders sinnvoll im Bestreben gegen Cellulite ist ein Ausdauersport wie Rad fahren, Schwimmen, Walken oder Joggen. Wichtiger aber ist, dass Sie sich eine Sportart suchen, zu der Sie auch wirklich Lust haben – sonst wird dauerhaft doch nichts daraus. Suchen Sie sich eine Mitstreiterin – gemeinsam macht's mehr Spaß, und die Motivation ist ungleich größer.

Bauen Sie Bewegung unbedingt auch in Ihren Alltag ein. Lassen Sie den Fahrstuhl öfter mal ohne Sie fahren. Wandern Sie am Wochenende gemeinsam mit der Familie oder mit Freunden durch den Wald oder auf einen Berg, machen Sie einen Ausflug mit dem Fahrrad. Erledigen Sie Ihre Einkäufe per pedes, radeln Sie ins Büro, lassen Sie das Auto möglichst oft stehen, gehen Sie mal wieder Tanzen.

ANTI-CELLULITE-GYMNASTIK

Auch Gymnastik hilft beim Kampf gegen die ungeliebten Dellen. Nur: die Richtige muss es sein, ganz gezielt ausgerichtet auf die Problemzonen. Und: Sie müssen sie regelmäßig ausüben. Schon zehn Minuten täglich bringen Sie ein gutes Stück voran. Tägliches Training ja, aber bitte möglichst nach Maß:

✳ Überfordern Sie sich nicht gleich zu Beginn. Lassen Sie es langsam angehen, der Körper nimmt es Ihnen sonst übel. Er gibt Ihnen deutliche Signale, egal, ob Sie zu viel, zu oft oder zu schnell trainieren.

✳ Diese Regel gilt immer: Atmen nicht vergessen! Atmen Sie beim Anspannen aus und beim Entspannen ein.

Mit den Übungen auf der nächsten Seite und diesen Tipps werden Sie erfolgreich sein. Machen Sie von jeder Beinübung mindestens zwei Wiederholungen und zwei Sätze. Führen Sie die Bewegungen möglichst langsam und konzentriert aus, umso größer ist der Effekt. Nie mit Schwung üben. Und denken Sie bitte daran: Bei den Beinübungen bleibt der Rücken gerade und der Bauch angespannt.

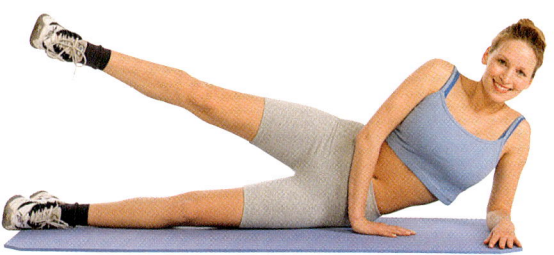

FÜR OBERSCHENKEL-AUSSENSEITE

❋ Legen Sie sich seitlich auf den Boden, und stützen Sie den Unterarm auf. Den anderen Arm mit der Handfläche quer zum Körper abstützen.

❋ Das rechte Bein so hoch wie möglich zur Seite heben, mit leicht angewinkeltem Fuß. Wieder senken.

❋ Anschließend Seitenwechsel.

❋ Wer will, kann die Übung auch im Stehen durchführen. Zur besseren Balance mit der Hand an einer Wand abstützen. Beide Knie zeigen immer nach vorn.

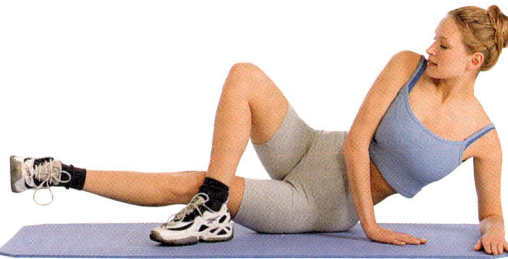

FÜR OBERSCHENKEL-INNENSEITE

❋ Legen Sie sich seitlich auf den Boden, und stützen Sie den Unterarm auf. Den anderen Arm mit der Handfläche quer zum Körper abstützen.

❋ Stellen Sie das obere Bein vor dem Oberschenkel des unteren Beins auf.

❋ Das untere gestreckte Bein langsam heben und senken.

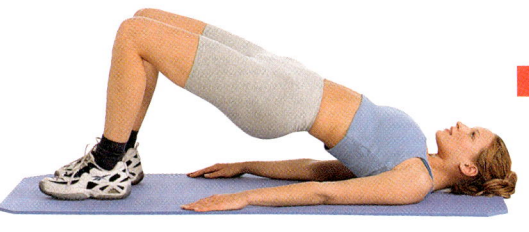

FÜR DEN PO – PO-HEBEN IN RÜCKENLAGE

❋ Flach auf den Rücken legen. Der Kopf bleibt die ganze Zeit am Boden. Legen Sie die Arme neben den Körper, und stellen Sie die Beine angewinkelt auf.

❋ Das Becken anheben, bis Oberschenkel und Rumpf eine Gerade bilden. Den Po fest zusammenkneifen und bis zehn zählen. Beginnen Sie mit 20 Wiederholungen und zwei Sätzen.

Power-

schlemmen gegen Cellulite

woche

GOODBYE ORANGENHAUT

Starten Sie am besten sofort Ihr Erfolgsprogramm! Kochen und genießen Sie sieben Tage lang die Rezepte unserer Powerwoche. Unterstützen Sie die kulinarischen Bemühungen mit einem kleinen Fitnessprogramm (siehe Seite 8/9). Starten Sie jeden Tag mit mindestens zehn Minuten Gymnastik, gehen Sie schwimmen oder joggen, lassen Sie Auto und Aufzug stehen. Der Erfolg stellt sich garantiert ein: Die Pfunde purzeln, Ihr Stoffwechsel kommt auf Touren, das Fett an den kritischen Stellen wird abgebaut. Mir diesem Anti-Cellulite-Programm fühlen Sie sich fit und gesund – von Diät und Verzicht keine Spur.

DIE WOCHE ZUM DURCH-STARTEN

Natürlich können Sie von einer gesunden und aktiven Woche keine Wunder erwarten – Ihre Orangenhaut wird nicht über Nacht verschwinden. Doch die Powerwoche ist der Startschuss im Kampf gegen Cellulite. Übernehmen Sie möglichst vieles daraus in Ihren Alltag. Genießen Sie reichlich die empfohlenen Lebensmittel. Kochen und essen Sie fettarm. Planen Sie täglich Bewegung ein.

Und trinken Sie mindestens zwei Liter am Tag: Wasser, Kräuter- oder Früchtetee sowie mit Wasser verdünnte gute Obst- und Gemüsesäfte stehen dabei im Mittelpunkt. Aber auch ein oder zwei Tassen Kaffee oder Tee sowie ab und zu mal ein Gläschen Wein, Sekt oder Bier können Sie ruhig genießen.

DER WOCHENPLAN

Eine Woche lang planvoll genießen! Unsere Vorschläge für sieben Mal Frühstück, Mittag- und Abendessen finden Sie auf der rechten Seite. Die Rezepte dazu sind allesamt schnell und einfach zuzubereiten, und sie stehen selbstverständlich in diesem Buch. Natürlich können Sie die einzelnen Tage oder Rezepte nach Lust und Geschmack austauschen. Und wenn die Zeit einmal knapp ist, bereiten Sie rasch einen leckeren Salat aus knackigem Gemüse und Joghurtdressing zu. Oder Sie kochen schnell einige kleine Kartoffeln und genießen diese mit Quark und Kräutern. Oder Sie beißen in einen Apfel, schälen eine Orange, löffeln einen Becher Joghurt oder belegen ein Vollkornbrötchen mit etwas Salat und nicht zu fettem Käse. Möglichkeiten für ein fett- und kalorienarmes Zwischendurch gibt es viele!

Wochenplan

Montag

* Frühstück aus Müsli mit frischen Früchten ✻ Zitrusdrink mit rosa Grapefruit
* Gemüsetopf mit Polenta-Nocken
* Potato Boats mit Kräutern ✻ Frische Ananas

Dienstag

* Frühstück aus Nussbrot mit Rucola-Frischkäse ✻ Fruchtiger Möhrencocktail
* Roastbeef-Sandwich ✻ Frische Früchte
* Geschnetzeltes mit Hirsepuffern ✻ Heidelbeer-Sorbet

Mittwoch

* Frühstück aus Kiwi-Ananas-Salat; dazu ein Vollkornbrötchen und ein Glas Molke
* Salatteller mit Hähnchennuggets; dazu ein Vollkornbrötchen oder Vollkornbaguette
* Forelle mit rot-grünem Gemüse ✻ Erdbeeren mit Vanillejoghurt

Donnerstag

* Frühstück aus Frischkorn-Müsli mit Fruchtjoghurt ✻ Molkedrink mit Holunderbeeren
* Gefüllte Weinblätter; dazu Gurkensalat mit Joghurtdressing
* Schnelles Kraut-Gulasch ✻ Topfengratin mit Beeren

Freitag

* Frühstück aus Vollkornbrot oder -brötchen mit fettarmem Käse; dazu ein Glas Buttermilch ✻ Basilikumsuppe mit Tomaten; dazu Vollkornbrot oder -brötchen
* Seelachs-Kartoffel-Curry ✻ Ananas-Kokos-Traum

Samstag

* Frühstück aus Orangen-Grapefruit-Müsli ✻ Himbeer-Kefir-Shake
* Gurken-Zitronen-Suppe ✻ Frische Ananas
* Artischocken mit Kräuterdip; dazu Vollkornbaguette ✻ Karamellisierte Äpfel

Sonntag

* Lachstatar mit Äpfeln; dazu Vollkornbaguette ✻ Bunter Beerensalat
* Asiasalat mit Calamares ✻ Frische Mango oder Kiwi
* Pochiertes Rinderfilet ✻ Orangen-Punsch-Gelee

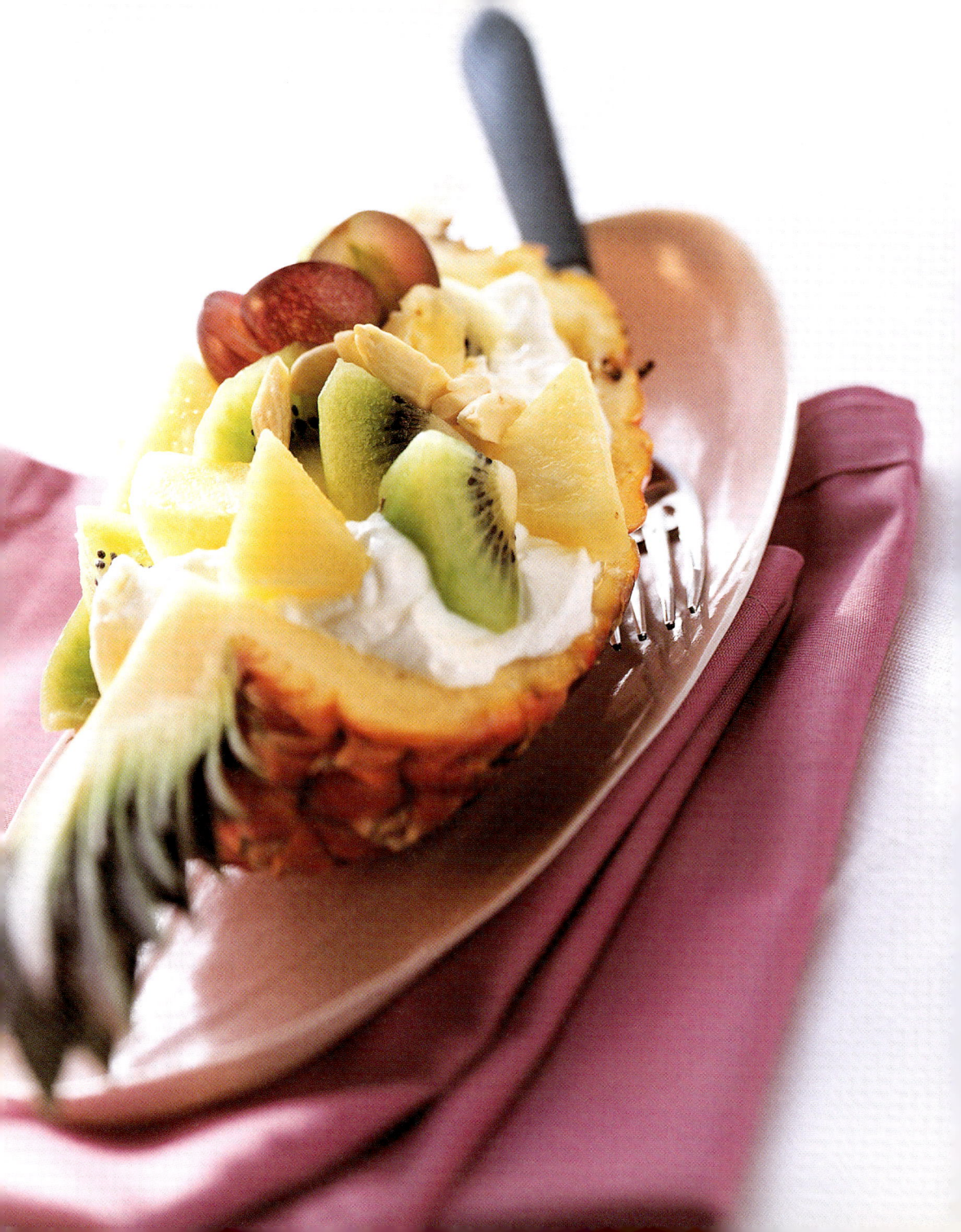

Kiwi-

vitaminreicher

Ananas-

Muntermacher

Salat

Zutaten für 2 Personen: • 2 Kiwis • 1/2 kleine Ananas • 100 g blaue Weintrauben • 3 EL Limettensaft • 125 g Magerquark • 2 EL Apfeldicksaft • 3 EL gehackte Mandeln

Die Kiwis und die Ananas schälen, dabei den Strunk entfernen und die Früchte mundgerecht würfeln. Die Trauben waschen, halbieren und entkernen. Die Früchte in einer Schüssel mit 2 Esslöffeln Limettensaft vermischen. Den restlichen Limettensaft mit Quark und Apfeldicksaft verrühren. Die Mandeln rösten, zum größten Teil unter den Quark rühren und diesen zum Fruchtsalat geben, mit den restlichen Mandeln bestreuen.

power

PRO PORTION: 284 KCAL • 13 g EW • 9 g F • 40 g KH

Bunter

beschleunigt die Fettverbrennung

Beerensalat

Zutaten für 2 Personen: • je 100 g weiße und schwarze Johannisbeeren • 100 g Himbeeren

• 150 g Erdbeeren • 2 EL Apfeldicksaft • 150 g Naturjoghurt • Zimtpulver • 4 EL Vollkorn-Haferflocken

Die Beeren waschen und abtropfen lassen. Johannisbeeren von den Stielen zupfen, Himbeeren

nur verlesen, Erdbeeren vom Grün befreien und halbieren oder vierteln. Die Beeren mischen.

Dicksaft mit Joghurt und Zimt verrühren und mit den Beeren anrichten. Die Flocken in einer be-

schichteten Pfanne rösten und darüber streuen.

PRO PORTION: 233 KCAL • 7 g EW • 5 g F • 37 g KH

Frischkorn-Müsli

Schrot über Nacht einweichen

mit Fruchtjoghurt

Zutaten für 2 Personen: • 75 g frisch geschroteter Dinkel • 2 EL Apfeldicksaft • 100 g frische Früchte

(z. B. Beeren) • 150 g Magermilch-Joghurt • 1 Prise gemahlene Vanille

Den Schrot in einer Schüssel mit 1/8 l Wasser verrühren und zugedeckt über Nacht kalt stellen.

Den Dicksaft unter den Schrot mischen. Die Früchte waschen, putzen, eventuell klein schneiden,

teilweise mit dem Joghurt und der Vanille verrühren. Mit dem Schrot anrichten, die restlichen

Früchte extra dazugeben.

PRO PORTION: 207 KCAL • 8 g EW • 2 g F • 40 g KH

Orangen-

perfekter Start in den Tag

Grapefruit-Müsli

Die Orangen und die Grapefruit mit einem scharfen Messer schälen. Die Früchte in einzelne Segmente teilen oder die einzelnen Fruchtfilets zwischen den Trennhäutchen herausschneiden und dabei den abtropfenden Saft in einer Schüssel auffangen.

Die Getreideflocken mit den Weizenkeimen und den Leinsamen mischen und jeweils in die Mitte auf zwei tiefe Teller geben. Die Zitrussegmente rundherum arrangieren.

Den Kefir mit dem Ahornsirup und eventuell mit dem abgetropften Zitrussaft verrühren. Über die Getreide-Leinsamen-Mischung geben und mit den Pistazien bestreuen.

Zutaten für 2 Personen:

2 Orangen

1 Grapefruit

6 EL gemischte Getreideflocken

3 EL Weizenkeime

3 EL Leinsamen

200 g Kefir (1,5 % Fett)

2 EL Ahornsirup

2 EL gehackte Pistazienkerne

Zitrusfrüchte

In Zitrusfrüchten steckt eine geballte Ladung des Abwehrvitamins C, aber auch Beta-Carotin, das entwässernde Kalium und auch andere wertvolle Stoffe sind reichlich enthalten. Schälen Sie die weiße Außenhaut nicht zu sorgfältig ab. In ihr sitzen reichlich Flavonoide, die unsere Zellen – auch die der Haut – vor unerwünschten Eindringlingen schützen und jung halten.

PRO PORTION:

452 KCAL

18 g EW • 15 g F

60 g KH

Nussbrot mit

für einen herzhaften Start

Rucola-Frischkäse

Die Pinienkerne in einer beschichteten Pfanne ohne Fett goldbraun rösten und wieder aus der Pfanne nehmen. Die Paprikaschote von Stielansatz, Trennhäuten und Kernen befreien, waschen, abtrocknen und in schmale Streifen schneiden.

Zutaten für 2 Personen:
2 EL Pinienkerne
1/2 rote oder gelbe Paprika-schote
1 Hand voll Rucola
200 g körniger Frischkäse (20 % Fett)
Salz
schwarzer Pfeffer
2 Scheiben Vollkorn-Nussbrot

Den Rucola waschen und trockenschütteln, verlesen und von den groben Stielen befreien. Den Rucola grob hacken. Den Frischkäse mit dem Rucola verrühren, mit Salz und Pfeffer abschmecken.

Die Brotscheiben mit dem Rucola-Frischkäse bestreichen. Die Paprikastreifen darauf legen und mit den Pinienkernen bestreuen.

 Rucola – anregend und belebend

In dem beliebten Salatkraut stecken reichlich ätherische Öle und organische Säuren mit belebender und appetitanregender Wirkung. Rucola regt den Stoffwechsel an und hilft vorzüglich beim Entwässern und Entschlacken, er sollte also unbedingt öfter auf Ihrem Teller sein.

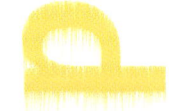

PRO PORTION:

228 KCAL

18 g EW • 10 g F

15 g KH

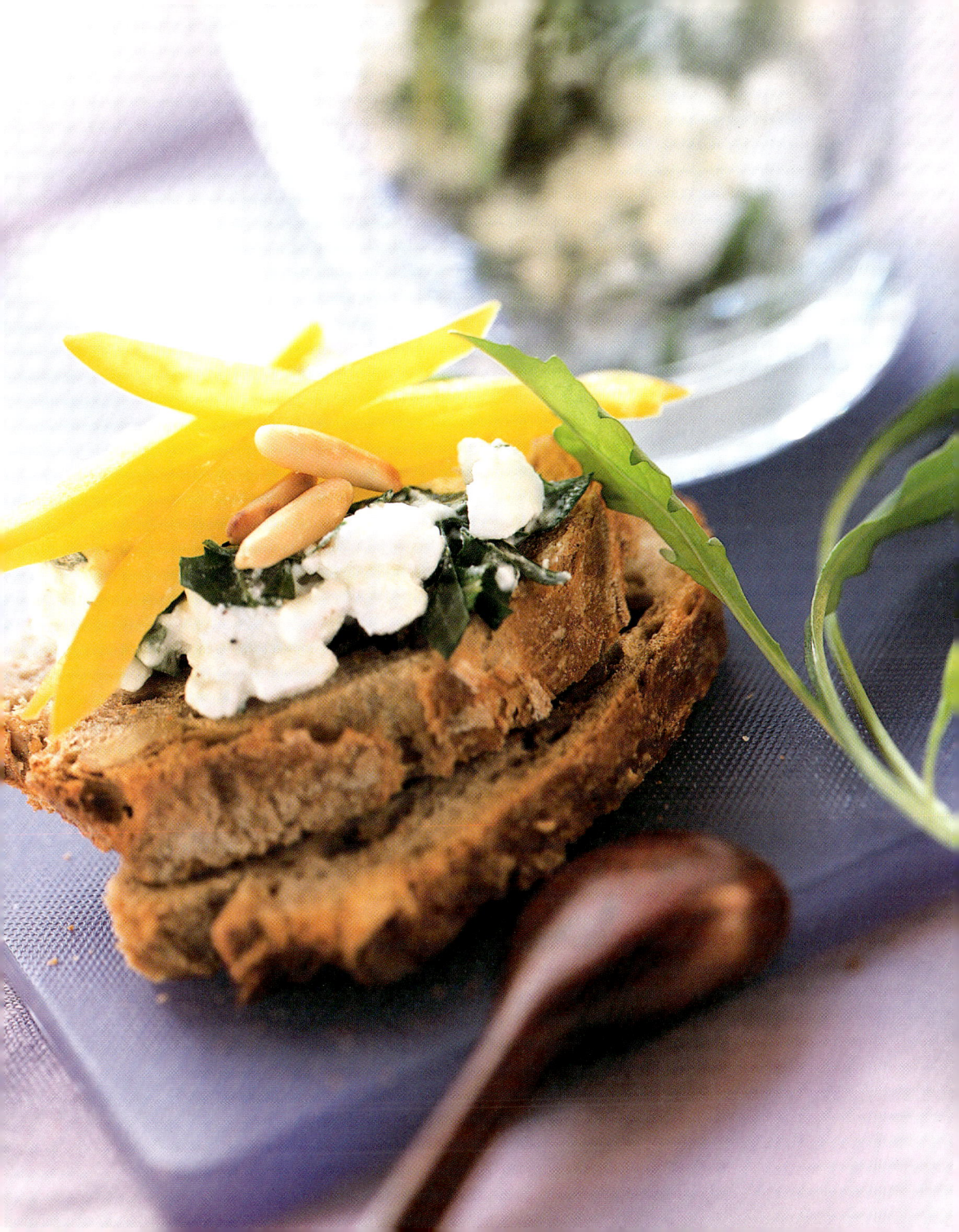

FITMACHER FRÜHSTÜCK

Himbeer-Kefir-

Gesundheit schluckweise

Shake

Zutaten für 2 Gläser: • 125 g Himbeeren • 2 TL Obstdicksaft • 1 Prise gemahlene Vanille • 250 g Kefir

(1,5 % Fett; gut gekühlt) • 150 ml Mineralwasser (gut gekühlt)

Die Himbeeren waschen und verlesen, mit einem Pürierstab kurz pürieren. Nach Belieben zu-
sätzlich durch ein feines Sieb streichen, um die kleinen Kernchen zu entfernen. Das Püree mit

Obstdicksaft und Vanille abschmecken, mit Kefir und Mineralwasser verrühren, in zwei Gläser

umfüllen und sofort servieren.

18

power

PRO GLAS: 103 KCAL • 5 g EW • 2 g F • 11 g KH

Molkedrink mit

schmeckt gut gekühlt am besten

Holunderbeeren

Zutaten für 2 Gläser: • 1/8 l Holunderbeer-Muttersaft (aus dem Reformhaus) • 2 EL Birnendicksaft

• 1 EL Hefeflocken • 1/4 l Molke

Den Holunderbeer-Muttersaft in einem hohen Gefäß sehr gründlich mit dem Birnendicksaft

und den Hefeflocken verrühren. Die Molke dazugeben und noch einmal gut durchrühren. Den

Drink in zwei Gläser füllen und möglichst bald trinken.

power

PRO GLAS: 85 KCAL • 3 g EW • 1 g F • 18 g KH

Zitrusdrink mit rosa Grapefruit

Vitaminpower für jeden Tag

Zutaten für 2 Gläser: • 1 Zitrone • 1 Orange • 2 rosa Grapefruits • 2 EL Sanddornsaft mit Honig (aus dem Reformhaus) • 1 EL Weizenkeime

Den Saft von Zitrone, Orange und den Grapefruits auspressen und in einen Mixer oder in ein hohes Rührgefäß geben. Den Sanddornsaft und die Weizenkeime dazugeben und alle Zutaten gründlich durchmixen oder verrühren. Den Drink in zwei Gläser füllen und sofort genießen.

PRO GLAS: 85 KCAL • 3 g EW • 1 g F • 16 g KH

Fruchtiger Möhrencocktail

Vitamine frisch aus dem Entsafter

Zutaten für 2 Gläser: • 300 g Möhren • 2 Birnen • 1/2 Zitrone • 2 Scheiben Ananas • 1 EL Birnendicksaft • 1 EL Weizenkeime • 1 kräftige Prise gemahlene Vanille

Die Möhren waschen und putzen. Die Birnen schälen, vierteln und vom Kerngehäuse befreien. Die Zitrone und die Ananasscheiben schälen. Möhren, Birnen, Zitrone und Ananas im Entsafter entsaften und möglichst sofort mit Dicksaft, Weizenkeimen und Vanille gründlich verrühren. Den Cocktail in zwei Gläser füllen und sofort genießen.

PRO GLAS: 190 KCAL • 3 g EW • 1 g F • 42 g KH

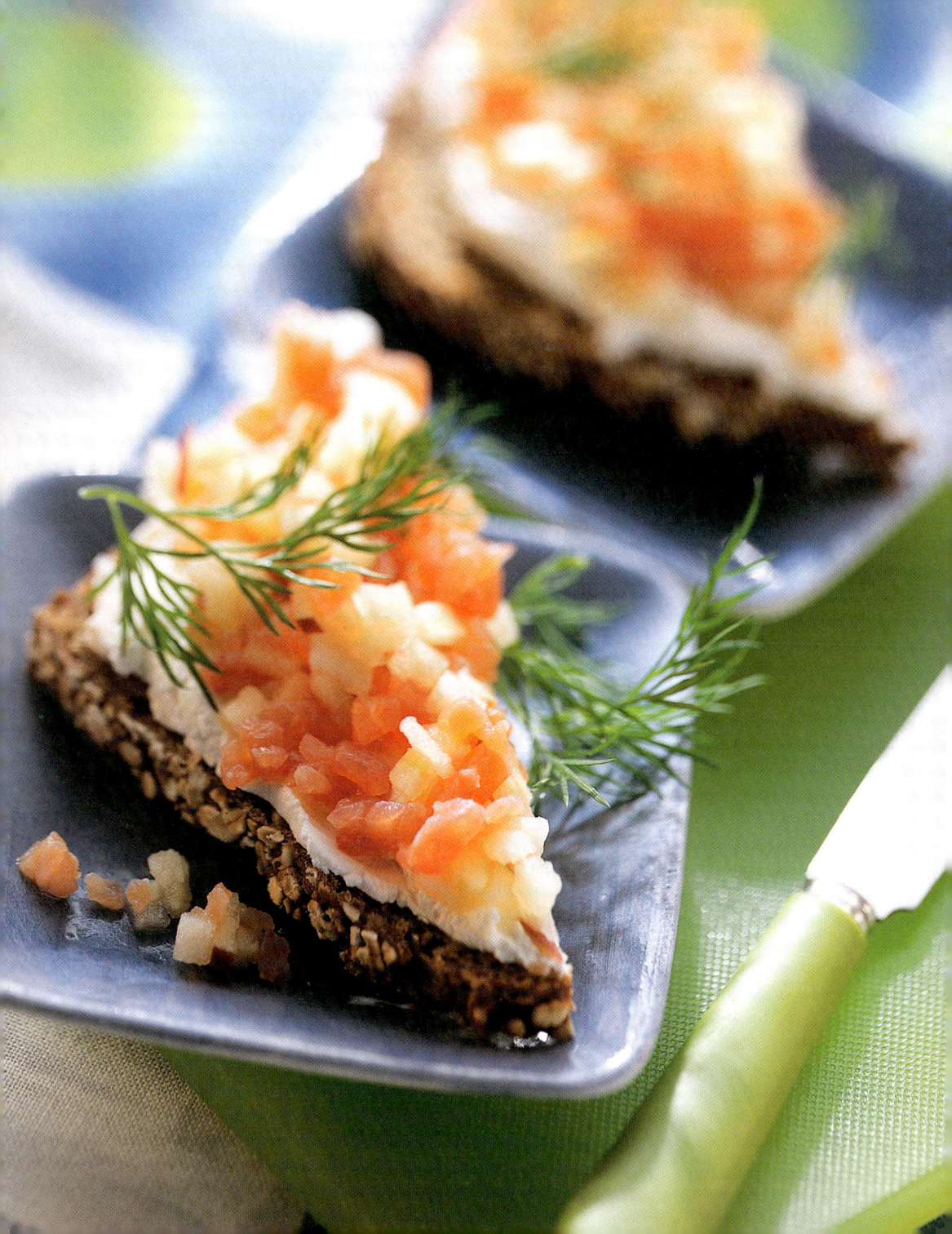

Lachstatar
mit Äpfeln

mit wertvollen Omega-3-Fettsäuren

Den Räucherlachs mit einem großen scharfen Messer in sehr kleine Würfel schneiden oder fein hacken. Den Apfel waschen, trocken reiben, von Kerngehäuse und Stielansatz befreien. Das Fruchtfleisch sehr fein würfeln und sofort mit dem Zitronensaft vermischen. Den Räucherlachs dazugeben, mit Pfeffer, etwas Salz und Koriander würzen und alles vorsichtig vermengen.

Den Frischkäse mit dem Joghurt verrühren, die beiden Brotscheiben damit bestreichen. Die Lachs-Apfel-Mischung darauf verteilen.

Den Dill waschen, trockenschütteln und die Spitzen abzupfen, auf die Brote streuen und diese möglichst bald genießen.

Zutaten für 2 Personen:
75 g frischer Räucherlachs
1 säuerlicher Apfel
1 EL Zitronensaft
weißer Pfeffer
Salz
1 Prise gemahlener Koriander
2 EL Doppelrahm-Frischkäse
2 EL Naturjoghurt
2 Scheiben Vollkornbrot
3 Zweige Dill

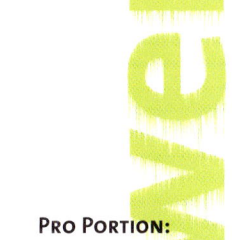

Lachs – der beliebte Edelfisch

Er ist zwar relativ fettreich, enthält aber reichlich Omega-3-Fettsäuren, auf die unser Körper nicht verzichten kann. Sie sind an zahlreichen Stoffwechselvorgängen beteiligt, fördern die Durchblutung und können vor Herz-Kreislauf-Erkrankungen schützen. Ebenfalls reich an Omega-3-Fettsäuren sind Hering, Makrele und Tunfisch.

PRO PORTION:

266 KCAL

15 g EW • 13 g F

22 g KH

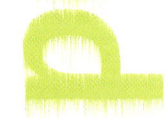

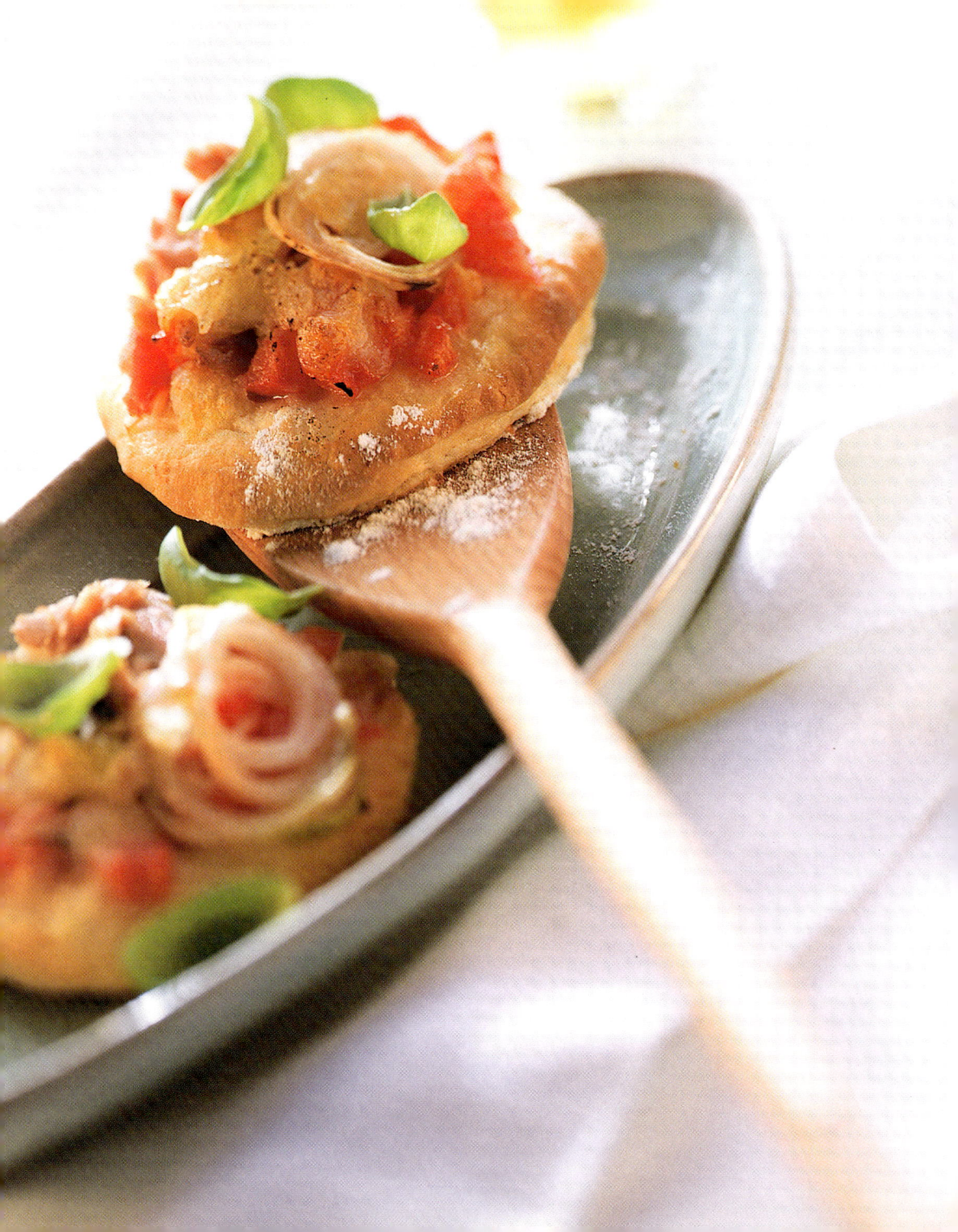

Pizzataler

aus Tiefkühlteig schnell gezaubert

mit Tunfisch

Den Pizzateig unter einem Tuch auftauen lassen. Das Backblech einfetten.

Den Pizzateig auf einer leicht bemehlten Arbeitsfläche dünn ausrollen. Mit einem Förmchen oder einem Glas Taler von etwa 7 cm Durchmesser ausstechen und diese auf das Blech legen. Den Backofen auf 225° vorheizen.

Die Tomaten kreuzweise einritzen, einige Sekunden in kochendes Wasser legen, herausheben und häuten. Die Stielansätze entfernen. Die Tomaten vierteln, entkernen, sehr klein würfeln und auf den Pizzatalern verteilen.

Das Basilikum waschen, trockenschütteln, die Blättchen abzupfen und in sehr feine Streifen schneiden. Auf die Pizzataler geben und diese mit Salz und Pfeffer würzen.

Zutaten für 12 Taler:
1 Scheibe Tiefkühl-Pizzateig (etwa 150 g)
Fett für das Blech
Mehl zum Ausrollen
2 Tomaten
4 Zweige Basilikum
Salz
schwarzer Pfeffer
1 Schalotte
1 kleine Dose Tunfisch im eigenen Saft (80 g Inhalt; 65 g Abtropfgewicht)
80 g Mozzarella

Die Schalotte schälen und sehr fein würfeln. Den Tunfisch abtropfen lassen und klein zerpflücken. Beides auf die Pizzataler streuen. Den Mozzarella abtropfen lassen, klein würfeln und darüber streuen. Die Pizzataler im Backofen (unten) etwa 15 Minuten backen.

power

PRO TALER: 60 KCAL • 3 g EW • 2 g F • 7 g KH

Crostini
bestens als Vorspeise geeignet
mit Garnelen

Die Garnelen in einem Sieb kalt abbrausen, gut abtropfen lassen und in einer Schüssel mit dem Zitronensaft beträufeln. Die Petersilie und den Schnittlauch waschen, trockenschütteln und fein hacken beziehungsweise in Röllchen schneiden. Etwas Petersilie oder Schnittlauch zum Garnieren beiseite legen. Den Rest mit dem Ricotta zu den Garnelen geben, mit etwas Salz und Pfeffer würzen und vorsichtig vermengen. Den Rucola waschen, trockenschütteln und verlesen, dabei die groben Stiele entfernen. Die Blätter eventuell etwas kleiner schneiden oder zerzupfen.

Die Brotscheiben toasten. Die Knoblauchzehe schälen, halbieren und die Brotscheiben damit einreiben. Rucola und Garnelen-Ricotta-Mischung darauf verteilen. Mit Petersilie oder Schnittlauch bestreut servieren.

Zutaten für 2 Personen:
100 g geschälte gekochte Garnelen
1 EL Zitronensaft
2 Zweige glatte Petersilie
1/4 Bund Schnittlauch
2 EL Ricotta
Salz
weißer Pfeffer
1 Hand voll Rucola
4–6 kleine Scheiben Vollkornbrot
1 Knoblauchzehe

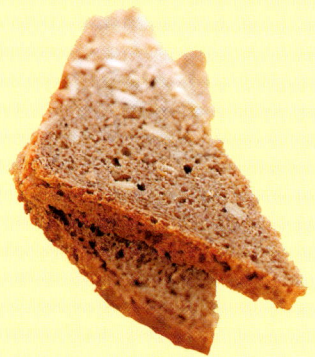

Vollkornbrot

Greifen Sie oft zu Vollkornbrot und nicht zu Weißbrot. Im Vollkorngetreide stecken Stoffe, die einer Cellulite vorbeugen. Beispielsweise Kieselsäure, die das Bindegewebe stärkt und die Haut kräftigt, Selen, das den Körper entgiftet und für eine schöne Haut sorgt, oder Kalium, das entwässert und so die Problemzonen strafft.

PRO PORTION:
247 KCAL
18 g EW • 6 g F
31 g KH

power

Roastbeef-

Klassiker auf leichte Art

Sandwich

Den Knoblauch schälen und zerdrücken, mit dem Quark, Salz, Pfeffer und den Kräutern verrühren. Die Mischung pikant abschmecken.

Die Gewürzgurken abtropfen lassen und längs in dünne Scheiben schneiden. Die Tomaten waschen, abtrocknen, von den Stielansätzen befreien und in Scheiben schneiden. Die Salatblätter waschen und trockenschütteln, eventuell etwas zerzupfen. Die Toastscheiben rösten und mit der Quarkmischung bestreichen. Jeweils 3 Scheiben mit Salatblättern, Gurken- und Tomatenscheiben sowie mit dem Roastbeef dazwischen übereinander stapeln. Die restlichen Toastscheiben obenauf legen, die Sandwiches zusammendrücken und diagonal halbieren.

Zutaten für 2 Personen:
1 kleine Knoblauchzehe
100 g Magerquark
Salz
schwarzer Pfeffer
1 EL gemischte gehackte Kräuter
4 Gewürzgurken
2 Tomaten
2 Salatblätter
6 Scheiben Vollkorn-Toastbrot
6 dünne Scheiben Roastbeef-Aufschnitt (etwa 100 g)

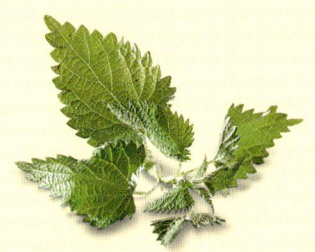

Kräuter

Etwas zartes frisches Grün gehört an alle Speisen, sowohl für den Geschmack als auch für die Gesundheit. Kräuter bergen eine geballte Ladung wertvoller Stoffe in sich. Unter anderem regen sie den Appetit ebenso wie die Verdauung an und helfen dem Körper bei der Selbstreinigung.

PRO PORTION:

275 KCAL

25 g EW • 5 g F

34 g KH

power

Sushiröllchen mit Gemüse

Fingerfood auf Nippon-Art

Den Reis in einem Sieb waschen und abtropfen lassen, mit knapp 200 ml Wasser in einem Topf einmal aufkochen lassen. Den Reis fest zugedeckt bei schwacher Hitze etwa 20 Minuten quellen lassen, dann sofort mit Reisessig, Zucker und etwas Salz vermengen und zugedeckt abkühlen lassen.

Das Ei mit etwas Salz verquirlen. In einer kleinen beschichteten Pfanne bei schwacher Hitze ein dünnes Omelett daraus backen. In schmale Streifen schneiden. Die Gurke und den Rettich waschen, schälen und in lange dünne Streifen schneiden. Den Endiviensalat waschen, trockenschütteln und zerzupfen.

Die Nori-Blätter mit einer Schere vierteln. Jeweils etwas Reis, Omelettstreifen, Gurke, Rettich, Salat und ganz wenig Wasabi darauf geben und das Blatt zu einer Tüte zusammenrollen. Die Sojasauce extra zum Dippen dazu reichen.

Zutaten für 2 Personen:
125 g japanischer Klebreis
1 EL Reisessig
1 TL Zucker
Salz
1 Ei
1 kleines Stück Salatgurke
1 kleines Stück Rettich
einige Blätter Endiviensalat
5 Blätter getrockneter Seetang
(Nori; Asienladen)
1–2 TL grüner Meerrettich
(Wasabi; Asienladen)
5–6 EL Sojasauce

power

PRO PORTION: 303 KCAL • 11 g EW • 4 g F • 57 g KH

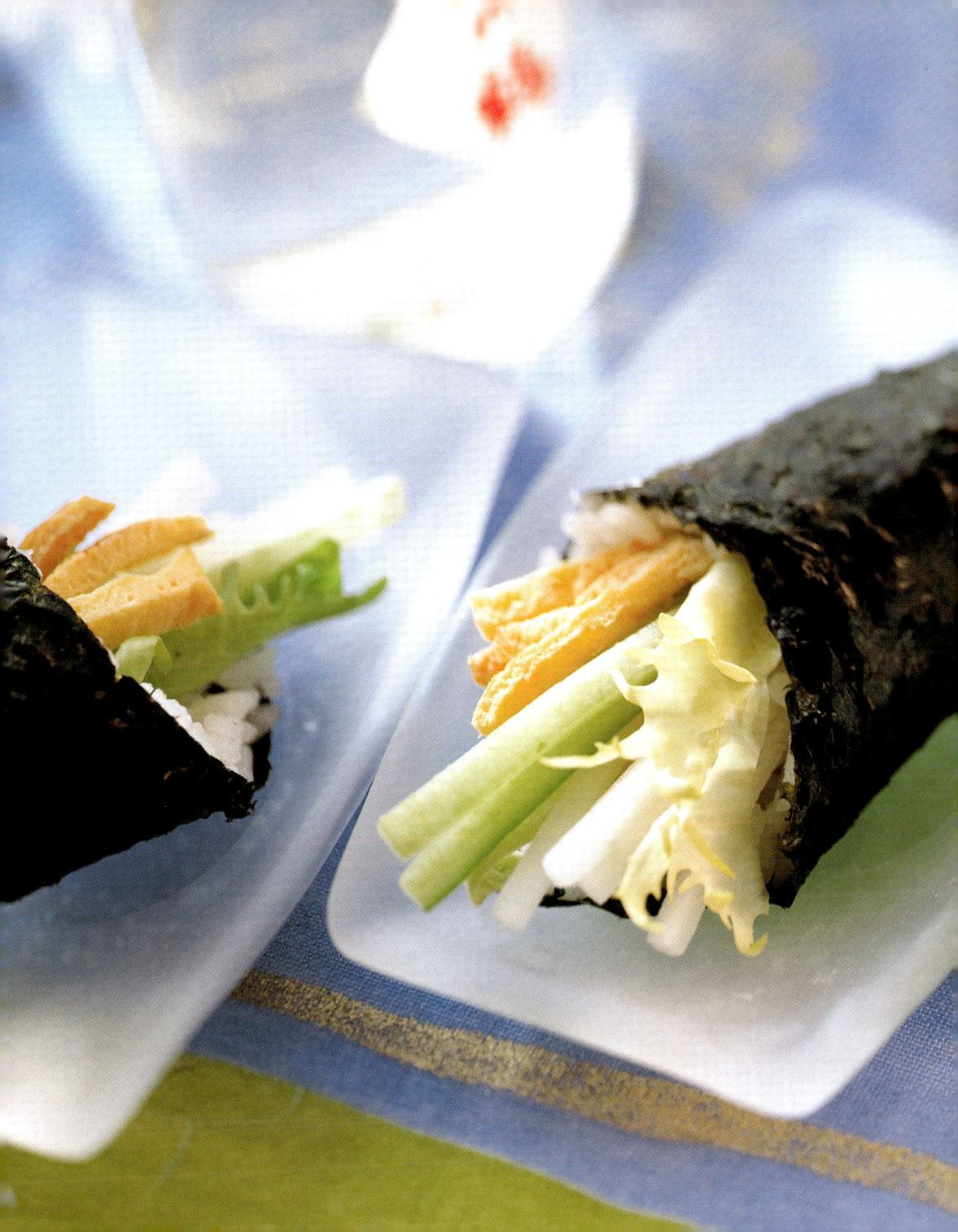

Potato Boats

Kaliumreiches zur Happy-Hour

mit Kräutern

Die Kartoffeln waschen und gründlich abbürsten, zugedeckt in wenig Salzwasser in knapp 20 Minuten nicht zu weich garen. Den Backofen auf 225° vorheizen. Die Frühlingszwiebeln putzen, waschen und in sehr feine Ringe schneiden. Die Petersilie und den Thymian waschen, trockenschütteln und hacken. Frühlingszwiebeln, Petersilie und Schnittlauch mit dem Schmand verrühren, mit Pfeffer und Cayennepfeffer würzen.

Die Kartoffeln abgießen, etwas abkühlen lassen, quer halbieren und mit einem Teelöffel ein wenig aushöhlen. Die Kräutermischung hineingeben. Die Kartoffeln in eine feuerfeste Form setzen, mit Käse bestreuen und im Ofen (Mitte) 10 Minuten gratinieren.

Zutaten für 2 Personen:
400 g kleine, neue fest
kochende Kartoffeln
Salz
3 zarte Frühlingszwiebeln
1/2 Bund glatte Petersilie
einige Zweige Thymian
3 EL Schmand
schwarzer Pfeffer
Cayennepfeffer
60 g geriebener Emmentaler

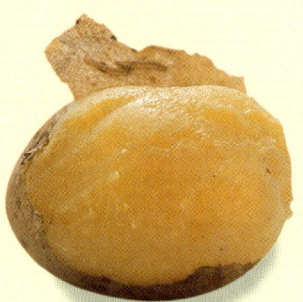

Kartoffeln

Längst hat sich herumgesprochen, dass die tollen Knollen keine Dickmacher sind. Ganz im Gegenteil: Kartoffeln verhelfen jedem zur schlanken Taille, vorausgesetzt, er verzichtet auf Pommes und Chips. Dafür entwässern die Knollen und straffen so die Haut.

PRO PORTION:

285 KCAL

13 g EW • 13 g F

28 g KH

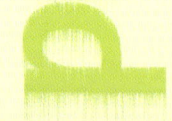

power

Gefüllte

Griechenlands Lieblingssnack

Weinblätter

Etwa 150 ml Salzwasser aufkochen lassen. Den Reis darin zugedeckt bei schwacher Hitze in 20–40 Minuten (je nach Sorte) bissfest kochen. Dabei eventuell etwas Wasser nachgießen.

Die Korinthen waschen, abtrocknen und in einem Schälchen im Zitronensaft marinieren. Den Feta fein zerbröckeln. Die Petersilie waschen, trockenschütteln und fein hacken.

Den Reis in eine Schüssel geben und mit Korinthen, Feta und Petersilie mischen. Mit Salz und Pfeffer abschmecken.

Die Weinblätter unter kaltem Wasser abwaschen. Nach und nach auf Küchenpapier ausbreiten, jeweils 1/2 Esslöffel Reismischung darin einwickeln, dabei die Seiten der Blätter nach innen einschlagen.

Die Röllchen eng nebeneinander in einen kleinen Topf legen. Öl und Brühe angießen und die Röllchen zugedeckt bei schwacher Hitze etwa 30 Minuten garen. Die gefüllten Weinblätter lauwarm oder kalt servieren.

Zutaten für 2 Personen:
Salz
60 g Naturreis
3 EL Korinthen
1 EL Zitronensaft
30 g Feta
3 Zweige glatte Petersilie
schwarzer Pfeffer
12 eingelegte Weinblätter
(etwa 85 g)
1 EL Olivenöl
200 ml Gemüsebrühe

power

PRO PORTION: 233 KCAL • 5 g EW • 9 g F • 33 g KH

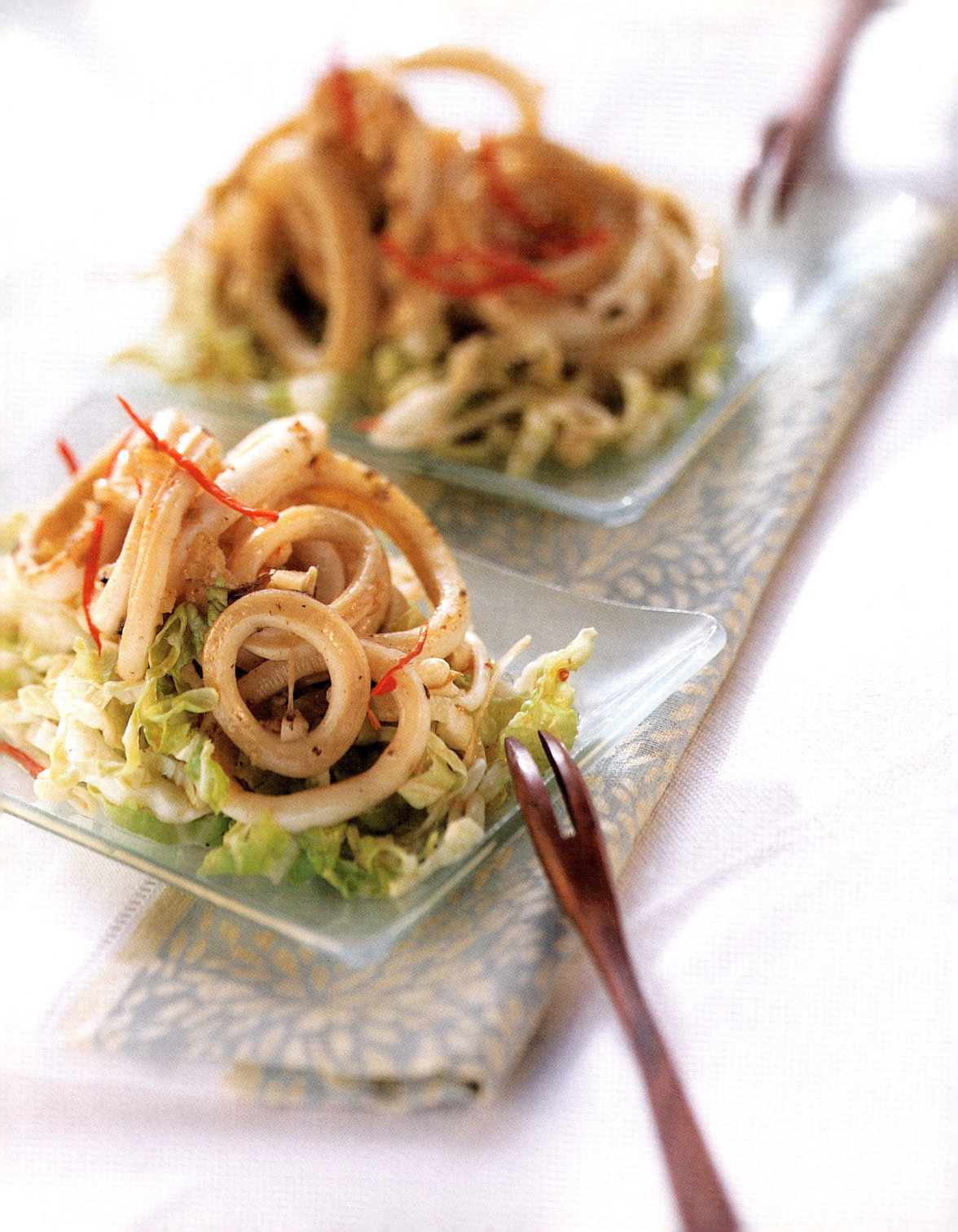

Asiasalat
mit pikanter Ingwernote
mit Calamares

Die Calamares waschen und mit Küchenpapier trockentupfen. Den Ingwer und den Knoblauch schälen und sehr klein würfeln. In einer Schüssel mit 1 1/2 Esslöffeln Sojaöl und etwas Pfeffer verrühren. Die Calamares in dieser Mischung wenden.

Für das Dressing das restliche Sojaöl mit 2 Esslöffeln Sojasauce, Reisessig, Sambal Oelek und dem Sesamöl verrühren. Den Chinakohl putzen, waschen und in feine Streifen schneiden. Die Bohnenkeime kalt abbrausen und in einem Sieb gut abtropfen lassen. Chinakohl und Bohnenkeime in dem Dressing wenden und auf zwei Tellern anrichten.

Eine beschichtete Pfanne erhitzen, die Calamares darin unter gelegentlichem Wenden etwa 5 Minuten braten. Die Calamares mit der restlichen Sojasauce würzen und auf dem Salatbett anrichten.

Zutaten für 2 Personen:
350 g Calamares in Ringen (küchenfertig)
30 g Ingwer
1 Knoblauchzehe
3 EL Sojaöl
schwarzer Pfeffer
4 EL helle Sojasauce
2 EL Reisessig
1/4 TL Sambal Oelek
1 TL Sesamöl
1 kleiner Chinakohl (etwa 400 g)
100 g frische Bohnenkeime

power

PRO PORTION: 386 KCAL • 34 g EW • 22 g F • 13 g KH

Bunte

mit viel frischem Gemüse

Reisnudelpfanne

Zutaten für 2 Personen:
125 g breite Reisbandnudeln
4 Stangen Staudensellerie
1 rote Paprikaschote
1 Knoblauchzehe
20 g Ingwer
1 EL Öl
1 kleine Dose Maiskörner
(etwa 150 g)
1 TL Sambal Oelek
3 EL helle Sojasauce
Salz
schwarzer Pfeffer

Die Nudeln etwa 20 Minuten in reichlich warmem Wasser einweichen.

Den Sellerie und die Paprikaschote putzen und waschen. Den Sellerie in Scheiben und die Paprika in Streifen schneiden. Den Knoblauch und den Ingwer schälen und in kleine Würfel schneiden.

Das Öl in einem Wok oder in einer großen Pfanne erhitzen. Den Knoblauch und den Ingwer darin unter Rühren kurz anbraten. Sellerie und Paprika darin unter Rühren etwa 3 Minuten braten.

Die Nudeln abtropfen lassen. Mit dem Mais zum Gemüse geben und kurz mit anbraten. Mit Sambal Oelek und Sojasauce würzen. Nochmals kurz aufkochen und mit Salz und Pfeffer abschmecken.

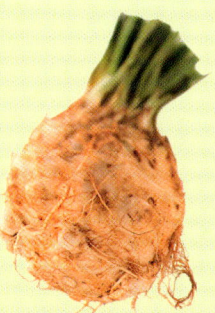

Sellerie

Ob Stauden- oder Knollensellerie, das würzige Gemüse treibt überschüssiges Wasser aus dem Körper und regt Stoffwechsel sowie Verdauung an. Besonders die Fettverdauung kommt in Schwung, Sellerie gilt deshalb auch als Fatburner.

Pro Portion:

566 Kcal

18 g EW • 9 g F

103 g KH

power

Frühlingsgemüse-
Ragout mit Lachs
mit den Fatburnern Spargel und Kerbel

Den Spargel waschen, putzen und im unteren Drittel schälen. Die Stangen in 3–4 cm lange Stücke schneiden. Die Möhren und den Kohlrabi putzen, schälen und wie den Spargel in Stücke schneiden.

Das Olivenöl in einem Topf leicht erhitzen, das Mehl hineinstreuen und unter Rühren anschwitzen. Nach und nach die Gemüsebrühe mit einem Schneebesen einrühren. Die Sauce unter Rühren aufkochen lassen. Das Gemüse hineingeben und zugedeckt etwa 10 Minuten bei schwacher Hitze köcheln lassen.

Das Lachsfilet kalt abwaschen und trockentupfen, in Streifen schneiden und mit Zitronensaft, Salz und Pfeffer würzen. Die Lachsstreifen zum Gemüse geben und zugedeckt 5 Minuten bei schwacher Hitze garen.

Den Kerbel waschen, trockenschütteln, zerzupfen und zum Ragout geben. Das Ragout mit Salz und Pfeffer abschmecken.

Zutaten für 2 Personen:
500 g grüner Spargel
2 junge Möhren
2 kleine Kohlrabi
1 EL Olivenöl
2 TL Weizenmehl Type 1050
1/4 l Gemüsebrühe
175 g Lachsfilet
2 EL Zitronensaft
Salz, weißer Pfeffer
1 Hand voll Kerbel

power

PRO PORTION: 342 KCAL • 25 g EW • 18 g F • 19 g KH

Fruchtige

zum Naschen aufgereiht

Putenspießchen

Das Putenbrustfilet kalt abwaschen, trockentupfen und in kleine Würfel schneiden.

In einem Schälchen die Sojasauce mit Pfeffer und Fünf-Gewürz-Pulver verrühren, das

Putenfleisch darin wenden.

Zutaten für 2 Personen:
150 g Putenbrustfilet
2 EL Sojasauce
schwarzer Pfeffer
etwas Fünf-Gewürz-Pulver
1 EL Öl
2 dünne Scheiben Ananas
80 g blaue kernlose
Weintrauben
2–3 grüne Salatblätter
20 kleine Holzspieße

Das Öl mit einem Pinsel in einer beschichteten Pfanne verteilen und erhitzen. Das marinierte Putenfleisch darin bei mittlerer Hitze unter mehrmaligem Wenden in etwa 5 Minuten rundherum goldbraun braten. Das Fleisch aus der Pfanne nehmen und etwas abkühlen lassen.

Inzwischen die Ananasscheiben schälen und ohne die mittleren Strünke in Stücke schneiden. Die Weintrauben waschen und abtrocknen, eventuell halbieren. Die Salatblätter gründlich waschen, trockenschütteln und in kleine Stücke zupfen. Fleisch, Früchte und Salatblätter auf Holzspieße reihen.

Braten fast ohne Fett

Auch in beschichteten Pfannen muss etwas Fett dazugegeben werden, wenn nichts ansetzen soll. Mit einem einfachen Trick können Sie die benötigte Menge minimieren: Verteilen Sie das Öl mit einem Backpinsel in der noch kalten Pfanne, dann ist sie komplett von einem dünnen Fettfilm überzogen.

PRO PORTION:

167 KCAL

19 g EW • 6 g F

11 g KH

power

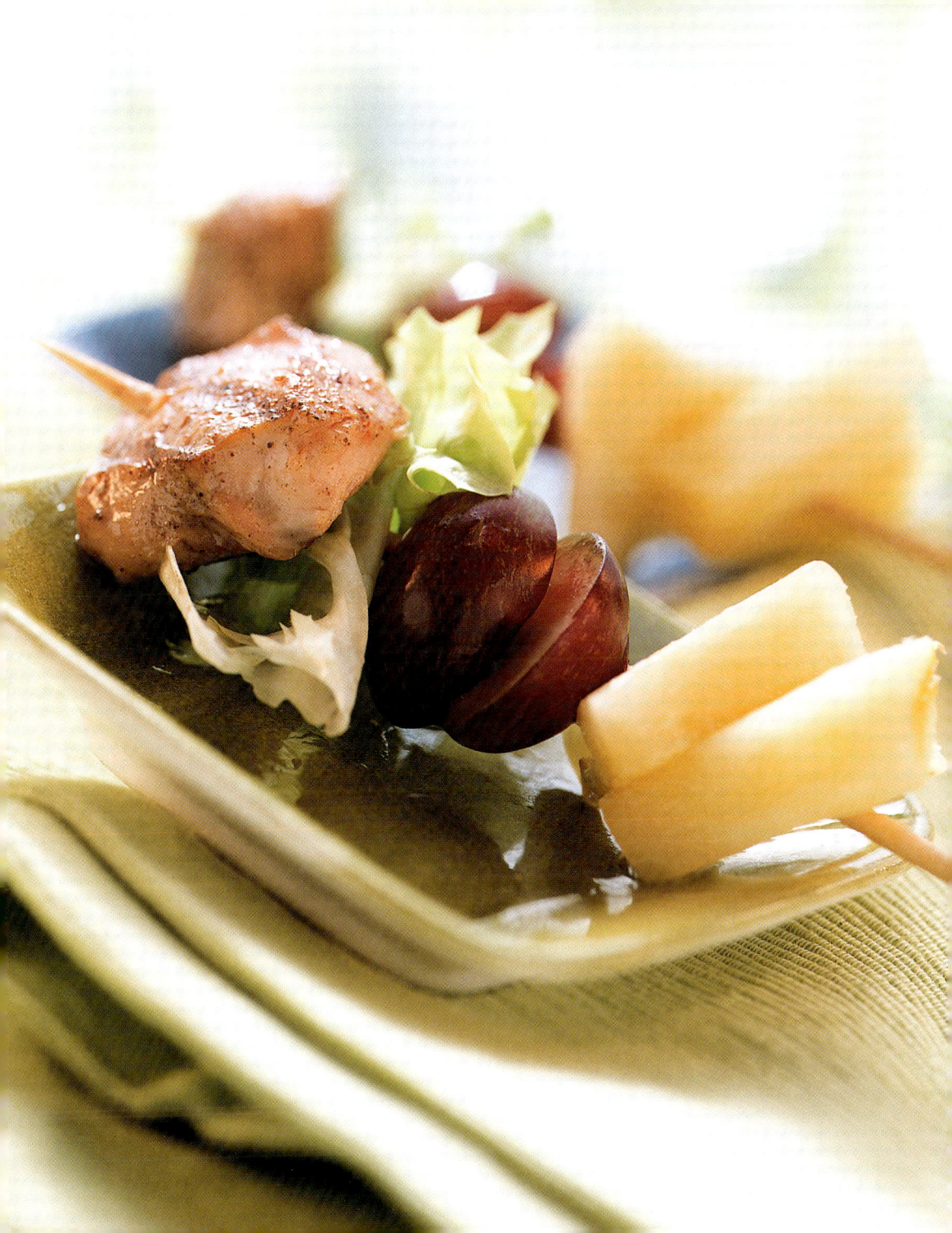

Gemüsetopf mit Polenta-Nocken

raffinierte Spezialität aus Italien

Zutaten für 2 Personen: • 500 g Gemüse (z. B. Brokkoli, Sellerie, Fenchel, Zwiebeln, Möhren) • 800 ml Gemüsebrühe • 6–7 EL Polentagrieß • Salz • Pfeffer • 2 EL geriebener Parmesan

Das Gemüse waschen, putzen und klein schneiden. 600 ml Brühe aufkochen, das Gemüse darin zugedeckt etwa 15 Minuten köcheln lassen. Die restliche Brühe aufkochen lassen, den Grieß einrühren und dicklich kochen. Mit Salz und Pfeffer würzen. Mit Esslöffeln zu Nocken formen und auf zwei Teller geben. Die Suppe dazugeben und mit Parmesan bestreuen.

power

PRO PORTION: 223 KCAL • 11 g EW • 4 g F • 35 g KH

Gurken-Zitronen-Suppe

hilft Ihnen beim Entschlacken

Zutaten für 2 Personen: • 1/2 l Gemüsebrühe • 60 g Naturreis • 1 kleine Salatgurke • 1 kleine unbehandelte Zitrone • 100 g Naturjoghurt • Salz • weißer Pfeffer • einige Minzeblättchen

Die Brühe aufkochen, den Reis darin nach den Packungsangaben garen. Die Gurke schälen und grob raspeln. Die Zitrone heiß abwaschen, etwas Schale fein abreiben, den Saft auspressen. Zitronenschale und etwas -saft mit Joghurt, Salz und Pfeffer verrühren. Gurkenraspel und restlichen Zitronensaft zur Suppe geben und abschmecken. Mit Joghurt und Minze servieren.

power

PRO PORTION: 206 KCAL • 5 g EW • 5 g F • 35 g KH

Basilikumsuppe
mit Kartoffeln kalorienarm gebunden
mit Tomaten

Die Kartoffeln schälen, waschen und grob würfeln. Mit der Brühe aufkochen und zugedeckt bei schwacher Hitze in etwa 20 Minuten garen.

Das Basilikum waschen, trockenschütteln und die Blätter abzupfen. Einige Blättchen zum Garnieren beiseite legen, die restlichen fein hacken.

Die Kartoffeln mit der Brühe im Mixer oder mit einem Pürierstab glatt pürieren. Wieder aufkochen lassen, das gehackte Basilikum und den Schmand hineinrühren und die Suppe mit Salz und Pfeffer abschmecken. Die Tomaten waschen, vierteln, von Stielansätzen und Kernen befreien und klein würfeln. Die Tomatenwürfel auf die Suppe streuen und diese mit Basilikumblättchen garniert servieren.

Zutaten für 2 Personen:
300 g mehlig kochende Kartoffeln
400 ml Gemüsebrühe
1/2–1 Bund Basilikum
2 EL Schmand
Salz
weißer Pfeffer
2 kleine feste Tomaten

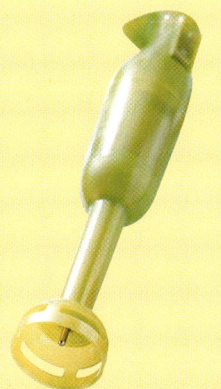

Cremesuppen auf leichte Art

Werden Cremesuppen mit reichlich Butter, Mehl oder Sahne zubereitet, stecken leider viele Fettkalorien in ihnen. Es geht aber auch leichter: Kochen Sie Kartoffeln in der Suppe mit, und pürieren Sie sie anschließend. Die Erdknollen sorgen für kalorienarme und perfekte Bindung. Zudem liefern Sie Ihnen eine Extra-Portion an Kalium, dem wichtigen Mineralstoff.

PRO PORTION:

154 KCAL

3 g EW • 4 g F

23 g KH

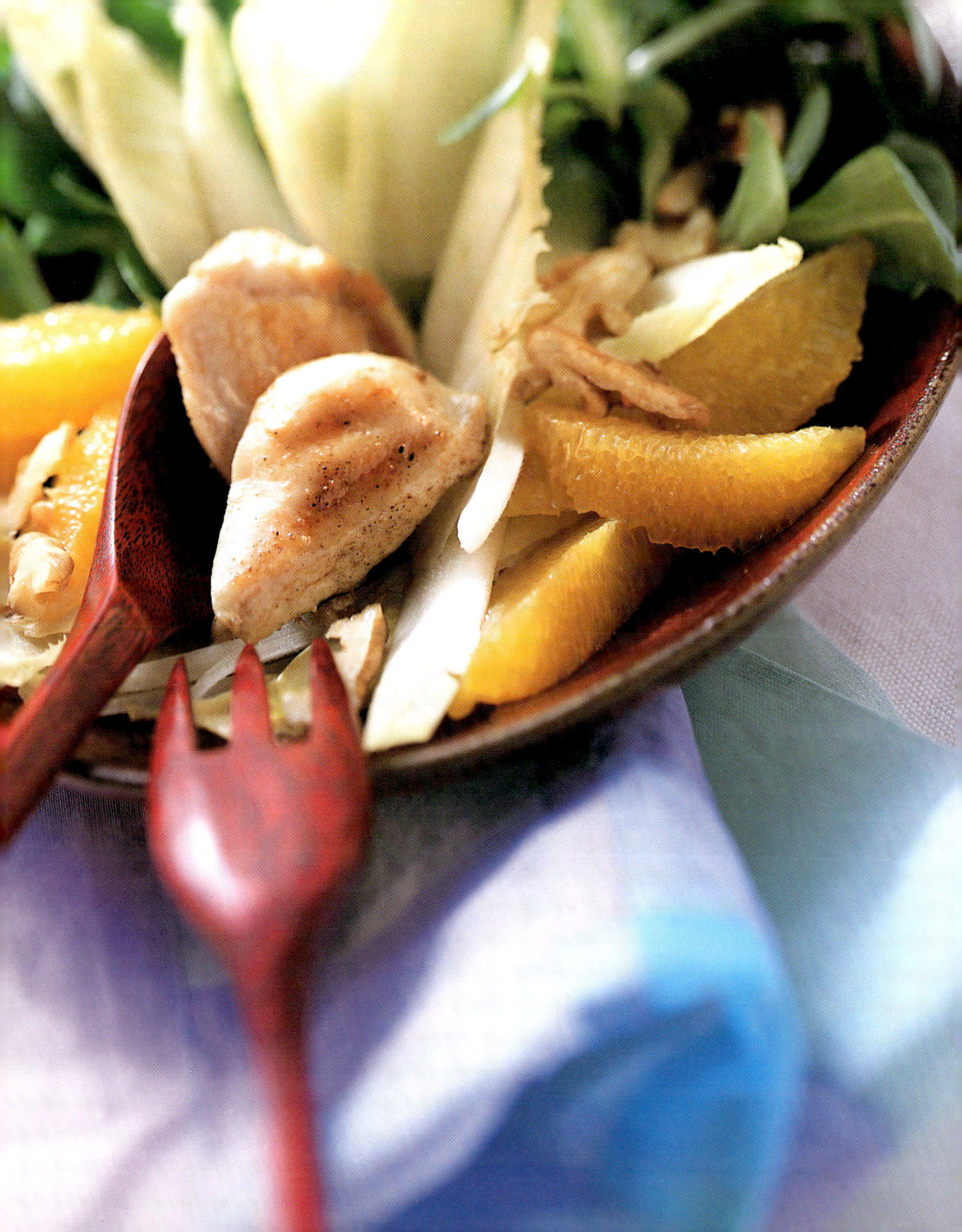

Salatteller mit

erfrischend durch ein Joghurtdressing

Hähnchennuggets

Die Orange schälen und filetieren, dabei abtropfenden Saft auffangen. Den Rest der Frucht ausdrücken und den Saft ebenfalls auffangen.

Den Orangensaft mit Apfelessig, Joghurt und dem Walnussöl glatt rühren, mit Salz, Pfeffer und Koriander abschmecken.

Das Hähnchenbrustfilet kalt abwaschen, trockentupfen und in mundgerechte Stücke schneiden, mit Salz, Pfeffer und Koriander würzen. In einer Grillpfanne oder auf einem Tischgrill von jeder Seite 3–4 Minuten grillen.

Inzwischen den Chicorée waschen, von den äußeren Blättern und vom Strunk befreien und in einzelne Blätter zerlegen. Den Feldsalat waschen, trocken-

Zutaten für 2 Personen:
1 Orange
1 EL Apfelessig
100 g fettarmer Joghurt (1,5 % Fett)
2 TL Walnussöl
Salz
weißer Pfeffer
gemahlener Koriander
200 g Hähnchenbrustfilet
1 Staude Chicorée
1 Hand voll Feldsalat
2 EL Walnusskerne

schütteln und zerzupfen. Chicorée und Feldsalat auf zwei Tellern arrangieren und mit dem Dressing beträufeln. Die Orangenfilets und die Hähnchennuggets dazulegen, mit den Walnusskernen bestreuen.

power

PRO PORTION: 272 KCAL • 27 g EW • 9 g F • 22 g KH

Artischocken

Slow-Food für Genießer

mit Kräuterdip

Reichlich Wasser mit Salz und einigen Zitronenscheiben aufkochen. Bei den Artischocken die Stiele mit einem Ruck abbrechen. Mit einer Schere das obere Drittel der Blattspitzen abschneiden. Die Artischocken sofort im Zitronenwasser etwa 40 Minuten bei mittlerer Hitze kochen lassen. Sie sind gar, wenn sich die Blätter leicht herausziehen lassen. Inzwischen für den Dip die Kräuter waschen, trockenschütteln und fein hacken. Mit Apfelessig, Joghurt und Schmand verrühren, mit Salz und Pfeffer abschmecken.

Die Artischocken aus dem Wasser heben und abtropfen lassen. Auf zwei Teller setzen, den Dip dazu reichen. Am Tisch jedes Artischockenblatt einzeln mit den Fingern herauszupfen, das untere, fleischige Ende in den Dip tauchen, das Fruchtfleisch mit den Zähnen aus den Blättern streifen. Sind alle Blätter entfernt, wird das ungenießbare »Heu« herausgekratzt und so der saftige, aromatische »Boden« freigelegt.

Zutaten für 2 Personen:
Salz
1 kleine unbehandelte Zitrone
2 Artischocken (je etwa 500 g)
1/2 Bund gemischte Kräuter
1 TL Apfelessig
100 g fettarmer Joghurt
2 EL Schmand
weißer Pfeffer

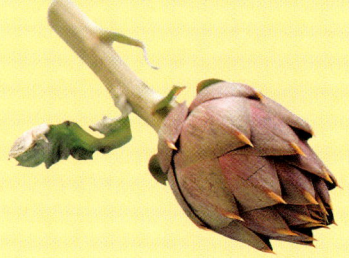

Gesunde Artischocken

Das enthaltene Cynarin regt Leber und Galle an und fördert deren Durchblutung ebenso wie die Fettverdauung und die Entwässerung des Körpers.

PRO PORTION:

101 Kcal

8 g EW • 3 g F

12 g KH

Tagliatelle
mit Spargel

entschlacken auf feinste Art

Den Spargel waschen, putzen und nur im unteren Drittel schälen. Die Stangen in mundgerechte Stücke schneiden. Den Löwenzahn oder den Rucola waschen, verlesen und in breite Streifen schneiden. Die Walnusskerne grob hacken. Die Schalotten schälen und fein würfeln.

In einem Topf reichlich Salzwasser aufkochen. Die Tagliatelle darin nach den Packungsangaben bissfest garen, anschließend abtropfen lassen. Gleichzeitig in einem zweiten Topf etwas Wasser aufkochen, Salz, 1 Prise Zucker und 1 Teelöffel Butter hineingeben. Den Spargel darin in 5 Minuten bissfest garen, abgießen und abtropfen lassen.

In einer beschichteten Pfanne das Walnussöl mit einem Pinsel verteilen und erwärmen. Die Schalotten darin glasig werden lassen. Den Löwenzahn oder Rucola darin wenden. Den Spargel und die Nudeln dazugeben und alles vermengen. Mit Salz und Pfeffer würzen. Mit Walnüssen und Käse bestreut servieren.

Zutaten für 2 Personen:
500 g grüner Spargel
1 Hand voll Löwenzahn oder Rucola
2 EL Walnusskerne
2 Schalotten
Salz
200 g Tagliatelle
1 Prise Zucker
1 TL Butter
1 EL Walnussöl
weißer Pfeffer
2 EL geriebener Bergkäse

power

PRO PORTION: 521 KCAL • 20 g EW • 12 g F • 84 g KH

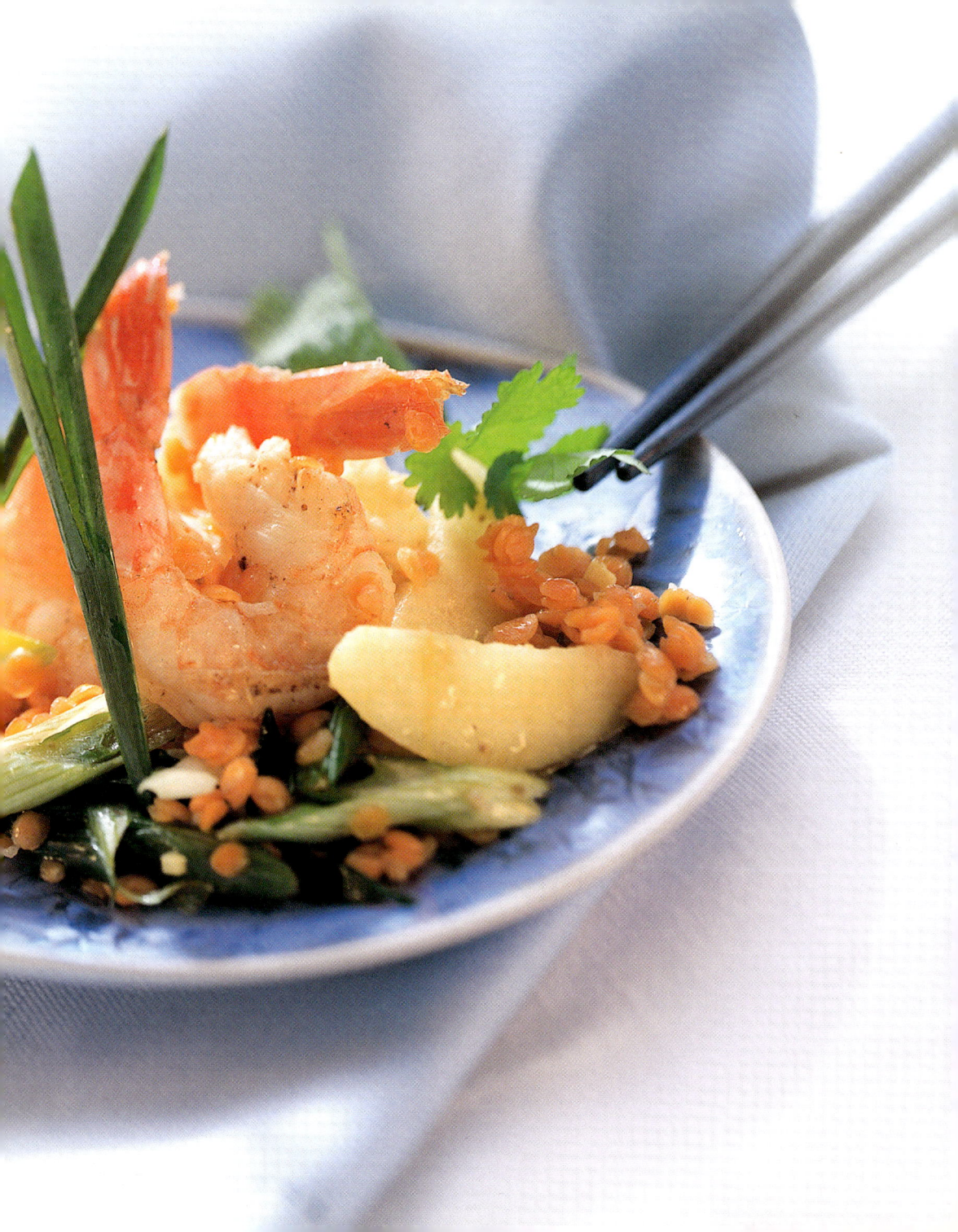

Linsengemüse
mit Äpfeln als Überraschung
mit Garnelen

Die Garnelen waschen und trockentupfen. Knoblauch und Ingwer schälen und sehr fein würfeln. Mit 2 Esslöffeln Zitronensaft, Salz und Cayennepfeffer verrühren. Die Garnelen darin wenden.

Die Frühlingszwiebeln putzen, waschen und in schräge Stücke schneiden. Die Äpfel schälen, vierteln und vom Kerngehäuse befreien. Die Viertel quer in nicht zu feine Spalten schneiden und sofort mit dem restlichen Zitronensaft beträufeln.

Die Gemüsebrühe aufkochen lassen. Linsen und die weißen Zwiebelteile darin zugedeckt etwa 5 Minuten bei schwacher Hitze garen. Die Apfelspalten und die grünen Zwiebelteile dazugeben und weitere 3 Minuten garen. Mit Salz, Pfeffer und Kreuzkümmel abschmecken.

Das Öl in einer beschichteten Pfanne mit einem Pinsel verteilen und erhitzen. Die Garnelen darin etwa 4 Minuten braten und mit dem Linsengemüse auf zwei Tellern anrichten. Das Koriandergrün waschen, trockenschütteln, zerzupfen und obenauf streuen.

Zutaten für 2 Personen:
8–10 geschälte Riesengarnelen
1 Knoblauchzehe
1 kleines Stück Ingwer
4 EL Zitronensaft
Salz
Cayennepfeffer
1 Bund Frühlingszwiebeln
2 kleine säuerliche Äpfel
200 ml Gemüsebrühe
100 g rote Linsen
gemahlener Kreuzkümmel
1 EL Öl
etwas Koriandergrün

power

PRO PORTION: 366 KCAL • 29 g EW • 9 g F • 41 g KH

Forelle mit rot-

im Bratschlauch gegart

grünem Gemüse

Den Backofen auf 200° vorheizen. Die Forellen waschen und trockentupfen, mit Zitronensaft, Salz und Pfeffer würzen. 2 ausreichend lange Stücke Bratschlauch abschneiden, die Forellen hineinlegen und den Schlauch jeweils an einem Ende mit einem Klipp aus der Packung verschließen.

Die Möhren und die Zwiebel schälen. Den Fenchel putzen. Alles klein würfeln, mischen und zu den Forellen in die Schläuche geben. Jeweils etwas Fond angießen. Die Bratschläuche am zweiten Ende verschließen.

Die Schläuche auf ein Backblech legen und oben mit einer Nadel einige Male einstechen. Die Forellen im Backofen (unten) etwa 20 Minuten garen. Die Schläuche öffnen, Gemüse, Sud und Forellen vorsichtig auf zwei Teller heben.

Zutaten für 2 Personen:
2 frische Forellen (küchenfertig; je etwa 300 g)
2 EL Zitronensaft
Salz
weißer Pfeffer
2 kleine Möhren
1 kleine Zwiebel
1 kleine Fenchelknolle
150 ml Fischfond (aus dem Glas)

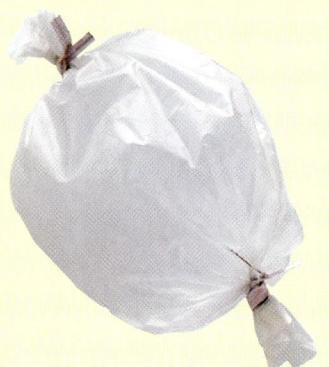

Bratschlauch

Warum nur hat das Garen im Bratschlauch nicht mehr Anhänger? Sie müssen nicht auch nur ein Gramm Fett dazugeben, die Speisen geraten wunderbar leicht. Zudem werden Vitamine, Mineralien und die Aromen bestens geschützt und entschwinden nicht an die Luft.

PRO PORTION:

356 KCAL

61 g EW • 9 g F

7 g KH

power

Seelachs-
Kartoffel-Curry
wunderbar frisch und würzig

Die Kartoffeln waschen, schälen und mundgerecht würfeln. Das Öl mit einem Pinsel in einer kleinen beschichteten Pfanne verteilen und erhitzen.

Die Kartoffeln darin unter häufigem Rühren etwa 20 Minuten bei mittlerer Hitze braten.

Inzwischen die Tomaten überbrühen, häuten und klein würfeln. Die Frühlingszwiebeln waschen, putzen und in dünne Ringe schneiden. Den Knoblauch und den Ingwer schälen und hacken.

Das Seelachsfilet kalt abwaschen, trockentupfen und mundgerecht würfeln. Mit Salz, Pfeffer und Zitronensaft würzen.

Frühlingszwiebeln, Knoblauch und Ingwer zu den Kartoffeln geben und kurz mit anbraten.

Den Joghurt mit Mehl und Garam Masala verrühren und unter die Kartoffeln mengen. Den Seelachs und die Tomaten ebenfalls dazugeben, vorsichtig untermengen. Das Curry mit Salz und Pfeffer abschmecken und bei schwacher Hitze noch gut 5 Minuten garen.

Zutaten für 2 Personen:
400 g fest kochende Kartoffeln
1 EL Öl
2 Tomaten
2 Frühlingszwiebeln
1 Knoblauchzehe
20 g Ingwer
200 g Seelachsfilet
Salz
schwarzer Pfeffer
2 EL Zitronensaft
100 g Magermilch-Joghurt
1/2 TL Mehl
1/2–1 EL Garam Masala
(Asienladen)

power

PRO PORTION: 272 KCAL • 24 g EW • 6 g F • 29 g KH

Pochiertes
mit viel Lauch serviert
Rinderfilet

Den Lauch putzen, längs aufschlitzen, waschen und in Ringe schneiden. Die Möhre und den Sellerie schälen und in feine Streifen schneiden. Das

Zutaten für 2 Personen:
2 zarte Lauchstangen
1 Möhre
1 Stück Sellerie
300 g Rinderfilet
schwarzer Pfeffer
gemahlener Koriander
1/2 l Rinderbrühe
Salz
2–3 EL feiner Maisgrieß
1 EL Schmand

Rinderfilet kalt abwaschen und mit Küchenpapier trockentupfen, in etwa 1/2 cm dicke Scheiben schneiden und mit Pfeffer und Koriander einreiben.

Die Brühe aufkochen lassen. Das Gemüse darin etwa 5 Minuten garen. Die Hitze reduzieren, das Fleisch zum Gemüse geben und zugedeckt bei schwacher Hitze etwa 2 Minuten ziehen lassen.

Ein Drittel von der Brühe aus dem Topf in eine Schüssel abgießen und das Fleisch darin heiß halten. Das Gemüse salzen, mit Maisgrieß und Schmand verrühren und noch einmal aufkochen lassen. Zusammen mit dem Fleisch anrichten.

Lauch – ein Anti-Cellulite-Gemüse

Lauchstangen liefern reichlich Vitamin C, Eisen, Magnesium und Calcium – allesamt gute Fatburner. Zudem stecken Senföle in dem Gemüse, die die Verdauung anregen und den Körper entwässern.

PRO PORTION:

280 KCAL

36 g EW • 8 g F

15 g KH

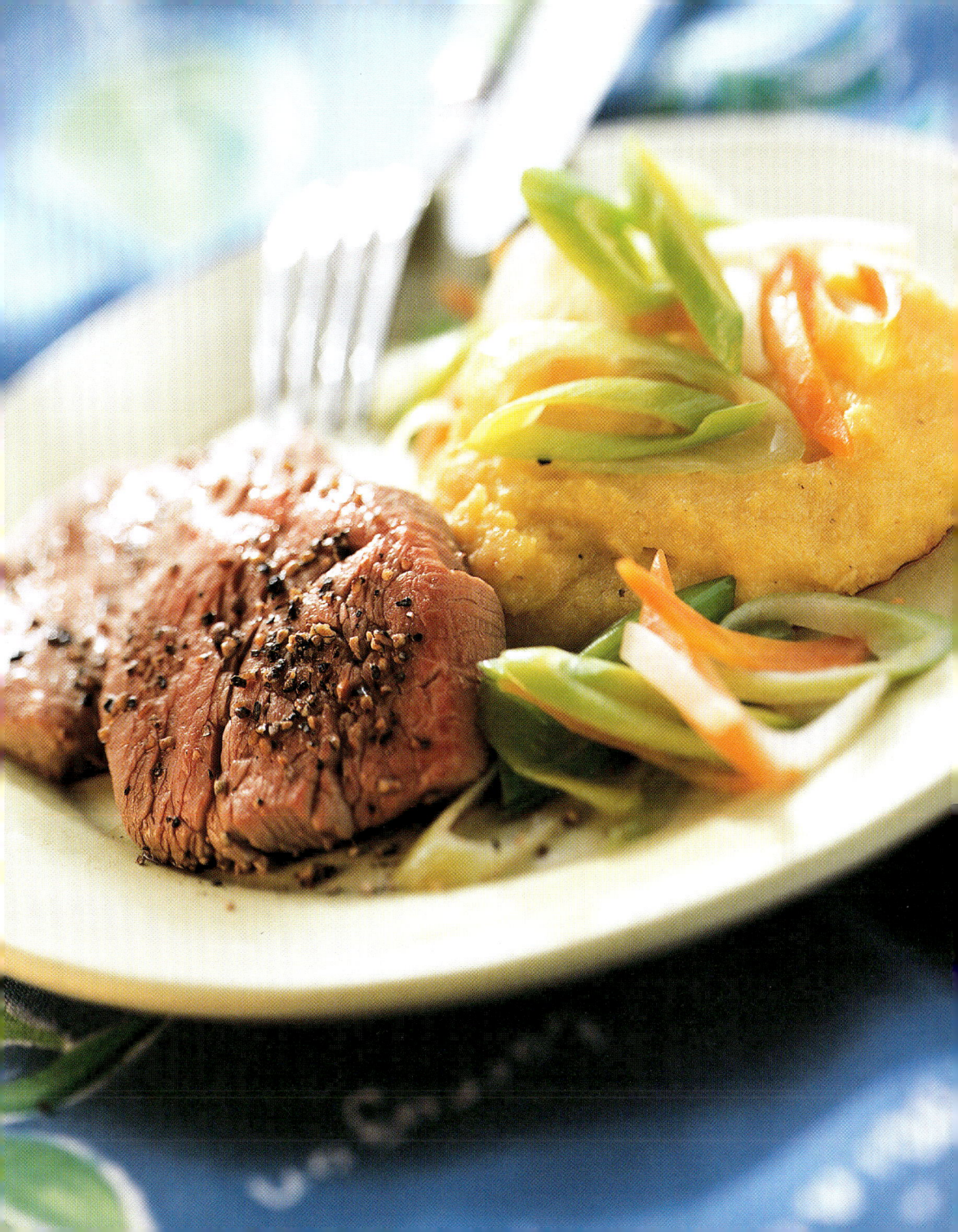

Geschnetzeltes
sehr reichhaltig an Kieselsäure
mit Hirsepuffern

Die Hirse in 200 ml Brühe aufkochen lassen, fest zugedeckt bei schwacher Hitze in 20 Minuten garen, dann etwas abkühlen lassen. Den Brokkoli waschen und putzen, in kleine Röschen zerteilen, die Stiele schälen. Zugedeckt in wenig Salzwasser in 5–6 Minuten bissfest garen.

Zutaten für 2 Personen:
75 g Hirse
400 ml Gemüsebrühe
350 g Brokkoli
Salz
3 EL gehackte Petersilie
2 kleine Eier
2 EL Olivenöl
250 g Putenbrustfilet
2 TL Weizenvollkornmehl
weißer Pfeffer
gemahlener Kreuzkümmel

Die Hirse mit Petersilie und den Eiern verrühren. In einer breiten beschichteten Pfanne 1 Esslöffel Öl mit einem Pinsel verteilen und erhitzen. Aus der Hirsemasse bei schwacher bis mittlerer Hitze 8 kleine Puffer braten.

Gleichzeitig das Fleisch schnetzeln. Das restliche Öl in einer zweiten Pfanne erhitzen, das Fleisch darin scharf anbraten. Mit Mehl bestäuben und unter Rühren mit der restlichen Brühe ablöschen. Den Brokkoli dazugeben und mit Salz, Pfeffer und Kreuzkümmel würzen. Mit den Puffern anrichten.

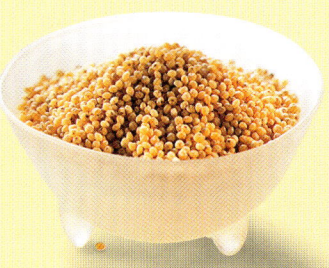

Hirse

Als mineralstoffreichstes Getreide überhaupt liefert Hirse besonders viel Kieselsäure, die das Bindegewebe strafft und der Cellulite vorbeugt. Weitere Vorteile der kleinen runden Körnchen: sie sind schnell gar, vielseitig verwendbar und leicht bekömmlich.

PRO PORTION:

532 KCAL

46 g EW • 21 g F

37 g KH

power

Schnelles

stärkt und strafft das Bindegewebe

Kraut-Gulasch

Die Paprikaschoten halbieren, von Stielansätzen, Trennhäutchen und Kernen befreien. Die Hälften waschen, trockenschütteln und in feine Streifen schneiden. Das Schweinefilet kalt abwaschen, mit Küchenpapier trockentupfen und in mundgerechte Würfel schneiden.

Das Öl in einem Topf erhitzen. Das Fleisch darin bei starker Hitze rundherum scharf anbraten. Mit Salz, Pfeffer und dem Paprikapulver würzen. Das Sauerkraut und die Paprikastreifen dazugeben. Mit Kümmel würzen, gut vermischen und zugedeckt etwa 15 Minuten bei schwacher Hitze köcheln lassen. Das Kraut-Gulasch nochmals abschmecken. Mit saurer Sahne obenauf und mit Schnittlauch bestreut servieren.

Zutaten für 2 Personen:
1 rote Paprikaschote
1 grüne Paprikaschote
200 g Schweinefilet
1 EL Öl, Salz
schwarzer Pfeffer
edelsüßes Paprikapulver
1 kleine Dose Sauerkraut (300 g Inhalt; 285 g Abtropfgewicht)
1/2–1 TL Kümmel (eventuell gemahlen)
2 EL saure Sahne
1–2 EL Schnittlauchröllchen

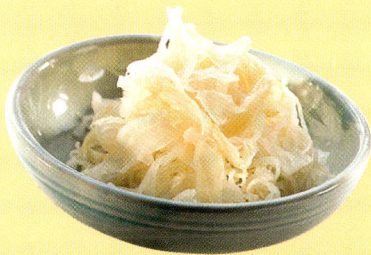

Sauerkraut

Das vielseitige Kraut liefert viele Vitalstoffe und hilft bestens gegen Cellulite. Vitamin B_{12} stärkt das Bindegewebe, Kalium schwemmt Wasser aus, und Eisen sorgt für eine gute Durchblutung – auch die der Haut an den Problemzonen.

PRO PORTION:

218 KCAL

25 g EW • 7 g F

11 g KH

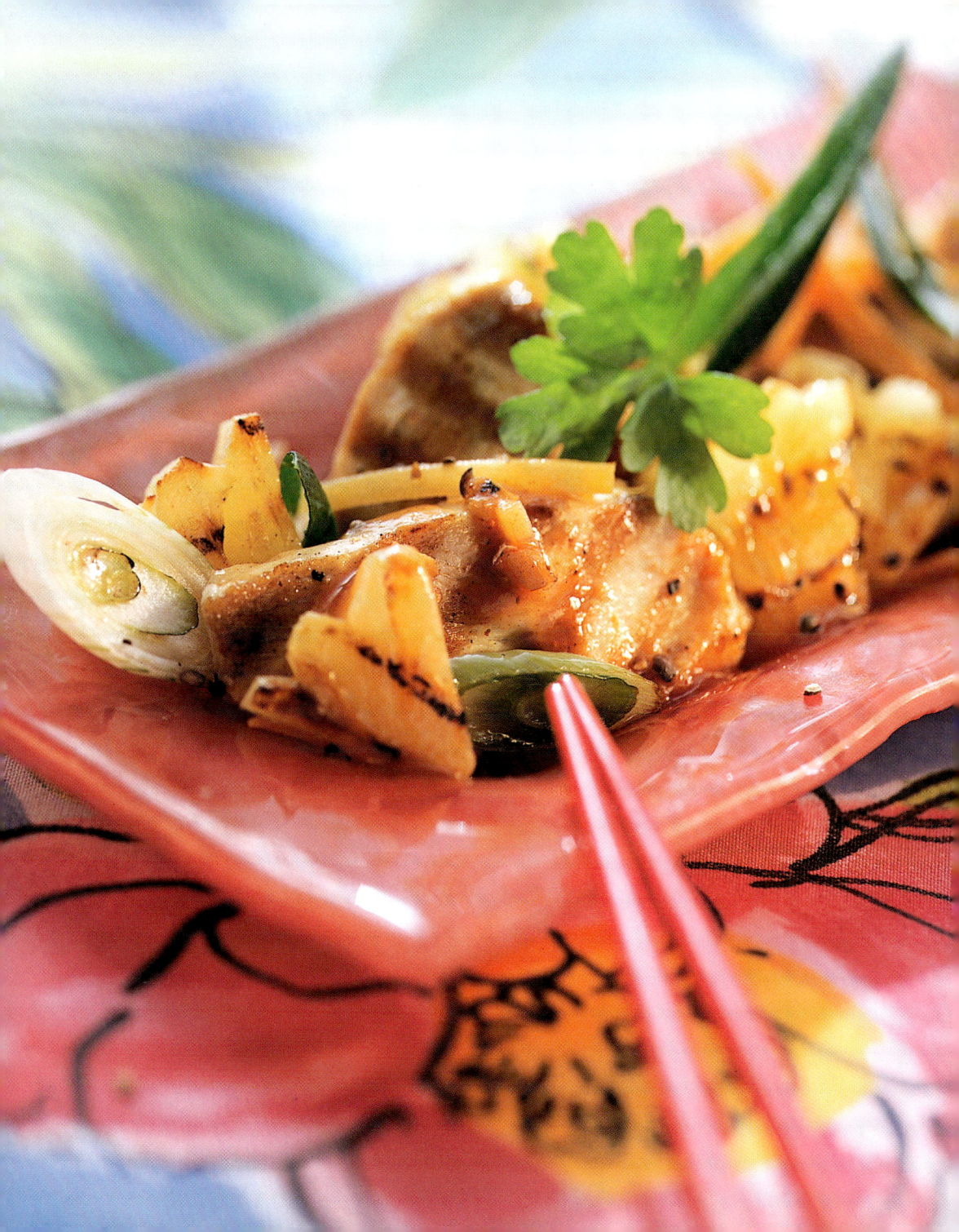

Hähnchenbrustfilet
als Beilage Naturreis servieren
süß-sauer

Ingwer und Knoblauch schälen und sehr fein würfeln. Mit Sojasauce, Reisessig und Fünf-Gewürz-Pulver verrühren. Das Hähnchenbrustfilet kalt abwaschen und trockentupfen, klein würfeln und in der Marinade wenden. Zugedeckt mindestens 30 Minuten kalt stellen.

Die Frühlingszwiebeln waschen, putzen und in feine, schräge Ringe schneiden. Die Möhren schälen und fein stifteln. Die Ananasscheiben schälen, von den harten Mittelstrünken befreien und würfeln.

Das Öl mit einem Pinsel in einer beschichteten Pfanne verteilen und erhitzen. Das Fleisch aus der Marinade heben und in der Pfanne rundherum scharf anbraten. Das Gemüse mit anbraten.

Die Marinade mit der Brühe, dem Tomatenmark und der Speisestärke verquirlen, in die Pfanne gießen und aufkochen lassen. Die Ananas untermischen, mit Salz, Pfeffer und Zucker würzen und 2–3 Minuten köcheln lassen.

Zutaten für 2 Personen:
20 g frischer Ingwer
1 Knoblauchzehe
4 EL helle Sojasauce
2 EL Reisessig
1/2 TL Fünf-Gewürz-Pulver
200 g Hähnchenbrustfilet
1 Bund Frühlingszwiebeln
2 Möhren
3 Scheiben Ananas
2 TL Öl
200 ml Hühnerbrühe
2 EL Tomatenmark
1 TL Speisestärke
Salz, Pfeffer, Zucker

power

PRO PORTION: **434 KCAL • 37 g EW • 12 g F • 47 g KH**

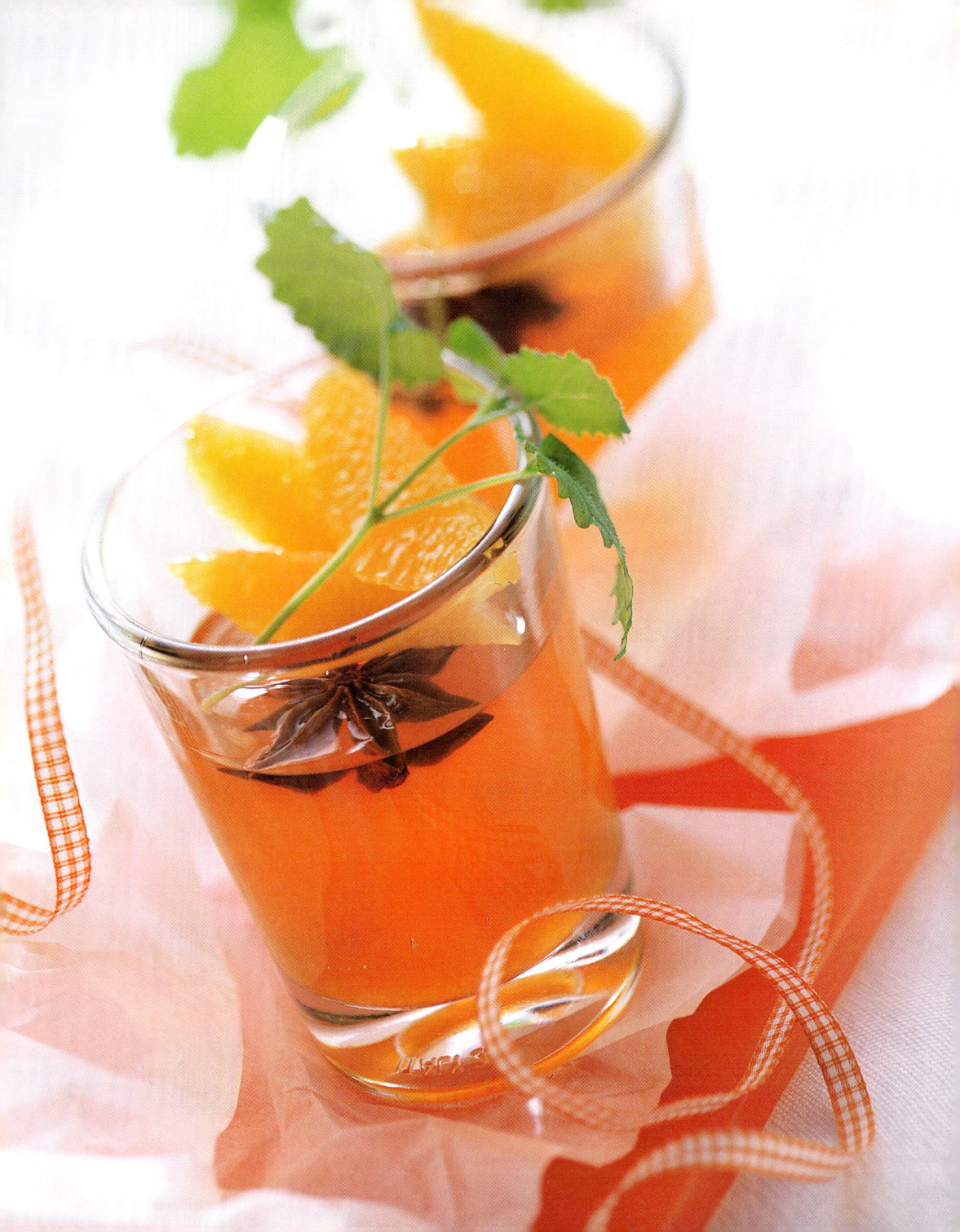

Orangen-Punsch-Gelee

leichtes Dessert für die Winterzeit

Den Früchtetee in eine Kanne geben und mit 1/4 l kochend heißem Wasser aufgießen. Zimtstange, Gewürznelken und Sternanis dazugeben. Den Tee etwa 10 Minuten ziehen lassen.

Die Gelatine in reichlich kaltem Wasser einweichen. Die Orangen heiß abwaschen und abtrocknen. Etwas Schale fein abreiben, von einer Frucht den Saft auspressen. Die andere Orange schälen, filetieren und dabei den abtropfenden Saft auffangen.

Den Früchtetee durch ein feines Sieb abgießen. Die Gelatine leicht ausdrücken und in dem heißen Tee auflösen. Orangenschale und Orangensaft sowie den Apfeldicksaft unter den Tee rühren.

Zutaten für 2 Personen:
2 EL loser Winter-Früchtetee
1/2 Zimtstange
2 Gewürznelken
1 Sternanis
4 Blatt weiße Gelatine
2 unbehandelte Orangen
2 EL Apfeldicksaft
2 EL Schmand
2 TL Vanillezucker
2–4 Minzeblättchen

Die Orangenfilets auf zwei tiefen Tellern oder in Gläsern sternförmig auslegen. Den Tee vorsichtig darüber geben und im Kühlschrank erstarren lassen. Zum Servieren den Schmand mit Vanillezucker glatt rühren und dekorativ auf das Punschgelee geben. Mit Minzeblättchen garnieren.

power

PRO PORTION: 139 KCAL • 5 g EW • 3 g F • 26 g KH

Karamellisierte Äpfel

als Dessert oder für Zwischendurch

Zutaten für 2 Personen: • 2 säuerliche Äpfel • 2 EL Zitronensaft • 2 TL Butter • 1 EL Honig • 2 TL Schmand • 2 TL gehackte Pistazienkerne

Die Äpfel schälen, vierteln und entkernen. Die Viertel einmal durchschneiden und sofort im Zitronensaft wenden. In einem kleinen Topf Butter und Honig bei mittlerer Hitze schmelzen lassen. Die Apfelspalten darin in 2–5 Minuten gerade eben weich werden lassen. Die Äpfel mit dem Sud auf Tellern anrichten, den Schmand dazugeben und mit Pistazien bestreuen.

PRO PORTION: 137 KCAL • 1 g EW • 5 g F • 22 g KH

Heidelbeer- Sorbet

schneller geht's nicht

Zutaten für 2 Personen: • 150 g tiefgekühlte Heidelbeeren • 2 EL Puderzucker • 2 EL Zitronensaft • 1 EL Obstgeist (nach Belieben)

Die Heidelbeeren unaufgetaut mit dem Puderzucker, dem Zitronensaft und eventuell dem Obstgeist mischen. Die Zutaten mit dem Pürierstab, dem Messereinsatz der Küchenmaschine oder einem elektrischen Zerkleinerer zu einem cremigen Sorbet verarbeiten. Das Sorbet zu Kugeln formen und sofort servieren.

PRO PORTION: 111 KCAL • 1 g EW • 1 g F • 23 g KH

Ananas-Kokos-

natürlicher Schlankmacher

Traum

Den Zucker und 6 Esslöffel Wasser in einem kleinen Topf aufkochen und den Zucker schmelzen lassen. Das Kokosnusspulver darin auflösen und den Sirup abkühlen lassen.

Die Limetten heiß abwaschen und abtrocknen, die Schale fein abreiben und den Saft auspressen. Schale und Saft mit dem Sirup verrühren. In einer gefrierbeständigen Schüssel unter mehrmaligem Umrühren etwa 3 Stunden gefrieren lassen.

Die Ananas in dünne Scheiben schneiden, schälen und von dem harten Mittelstrunk befreien. Die Scheiben halbieren und auf Tellern anrichten. Das Kokossorbet mit dem Pürierstab gut durchmixen und zur Ananas geben. Die Kokosraspel in einer trockenen Pfanne rösten und darüber streuen.

Zutaten für 2 Personen:

3 EL Zucker

3 EL ungesüßtes Kokosnusspulver (aus dem Asienladen)

2 Limetten

1/2 kleine Ananas

2 EL getrocknete Kokosraspel

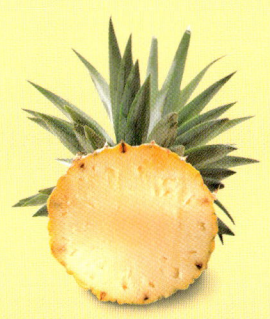

Ananas

In der »Königin der Früchte« stecken reichlich Eisen, Jod, Kalium, Magnesium und Zink – alles Mineralien, die sich positiv auf den Fettstoffwechsel auswirken. Zudem wirkt Ananas harntreibend und entschlackend. Und sie enthält das Enzym »Bromelin«, das Eiweiß bestens aufspaltet und leichter verdaulich macht.

PRO PORTION:

280 KCAL

2 g EW • 16 g F

30 g KH

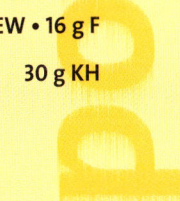

Buttermilch-Türmchen

lässt sich bestens vorbereiten

Die Gelatine in reichlich kaltem Wasser einweichen. Die Zitrone heiß abwaschen und abtrocknen. Etwas Schale mit einem Juliennereißer in feinen Spänen abziehen, die übrige Schale fein abreiben. Den Saft auspressen.

Zutaten für 2 Personen:
3 Blatt weiße Gelatine
1 unbehandelte Zitrone
250 g Buttermilch
3 EL Birnendicksaft
1 reife Birne
einige Minzeblättchen

Die Gelatine tropfnass in eine Tasse geben und im warmen Wasserbad schmelzen lassen. Tropfenweise mit einem Schneebesen unter die Buttermilch rühren. Die Zitronenschale, die Hälfte des Zitronensaftes sowie 2 Esslöffel Birnendicksaft unterrühren. In zwei hohen Förmchen (je etwa 150 ml Inhalt) gelieren lassen.

Die Birne schälen, vierteln, vom Kerngehäuse befreien und in Spalten schneiden. Sofort mit dem restlichen Zitronensaft und dem Birnendicksaft in einen kleinen Topf geben, zugedeckt 1/2–1 Minute köcheln, dann im Sud abkühlen lassen. Das Buttermilchgelee auf Teller stürzen, mit den Birnenspalten oder einer dünnen Birnenscheibe anrichten und mit Zitronenzesten und Minze garniert servieren.

Durstlöscher und Fatburner

Buttermilch ist ein Sauermilchprodukt und wirkt sich positiv auf die Verdauung aus. Zudem stecken nur wenig Fett und Kalorien in dem gesunden Durstlöscher, der sich bestens zu feinen Desserts und Kuchen verarbeiten lässt.

PRO PORTION:
158 KCAL
7 g EW • 1 g F
32 g KH

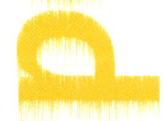

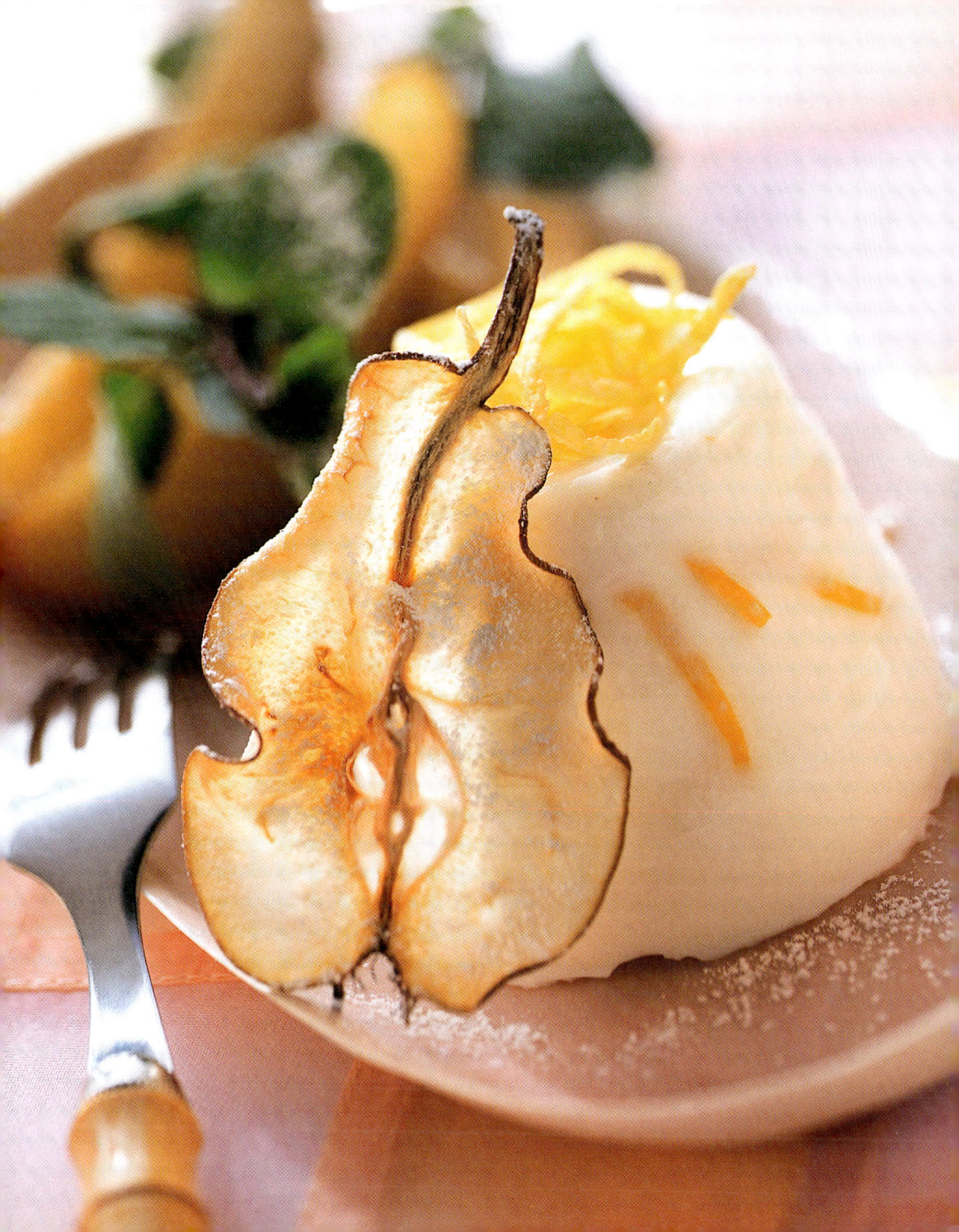

Erdbeeren mit

am liebsten jeden Tag

Vanillejoghurt

Zutaten für 2 Personen: • 300 g Erdbeeren • 1 EL Zucker • 200 g Naturjoghurt • 1 EL Frischkäse • 2 TL flüssiger Honig • 1/4 TL gemahlene Vanille • etwas Zitronenmelisse

Die Erdbeeren kurz waschen, abtropfen lassen und von den Stielansätzen befreien. Die Früchte halbieren oder vierteln und mit Zucker bestreuen. Den Joghurt mit Frischkäse, Honig und Vanille verrühren. Mit den Erdbeeren auf Tellern anrichten. Die Melisse waschen, trockentupfen und das Dessert damit garnieren.

PRO PORTION: 150 KCAL • 5 g EW • 5 g F • 20 g KH

Topfengratin

unkompliziert und kalorienarm

mit Beeren

Zutaten für 2 Personen: • 2 Eier • 1 EL Vanillezucker • 1 EL gemahlene Mandeln • 125 g Magerquark (Topfen) • 200 g gemischte Beeren • Butter für die Form

Den Backofen auf 200° vorheizen. Die Eier trennen, die Eiweiße steif schlagen. Die Eigelbe mit Vanillezucker, Mandeln und dem Quark glatt rühren. Den Eischnee vorsichtig unterheben. Die Beeren waschen, putzen oder verlesen. Eine Gratinform mit Butter einfetten. Die Creme und dann die Beeren hineingeben. Im Backofen (Mitte) etwa 25 Minuten backen.

PRO PORTION: 239 KCAL • 17 g EW • 13 g F • 14 g KH

Johannisbeer-

mit Weinschaumcreme serviert

Himbeer-Salat

Die Himbeeren und die Johannisbeeren kurz waschen und gut abtropfen lassen. Die Himbeeren verlesen, die Johannisbeeren vorsichtig von den Stielen streifen. Die Beeren mit dem Vanillezucker mischen und zugedeckt etwa 30 Minuten im Kühlschrank durchziehen lassen.

Das Eigelb mit dem Puderzucker verrühren. In einem kleinen Topf etwas Wasser zum Kochen bringen, die Hitze so weit reduzieren, dass das Wasser gerade eben siedet. Die Schüssel mit dem Eigelb darauf stellen und das Eigelb mit dem Handrührgerät cremig aufschlagen. Nach und nach den Marsala dazugeben und die Creme dick-schaumig aufschlagen. Die Creme mit den Beeren anrichten und mit Zitronenmelisse garniert servieren.

Zutaten für 2 Personen:
150 g Himbeeren
150 g rote Johannisbeeren
1 TL Vanillezucker
1 kleines Eigelb
1 EL Puderzucker
4 EL trockener Marsala
etwas Zitronenmelisse

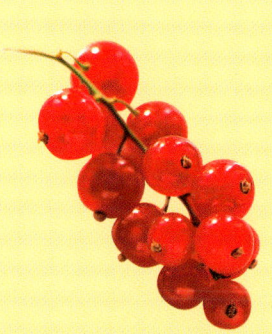

Beeren – nicht nur dekorativ

Ob Erd-, Him-, Heidel- oder Johannisbeeren – die Kleinen leisten Großes beim Kampf gegen Cellulite. Das enthaltene Vitamin C schützt nicht nur vor Infektionen, es kurbelt zudem die Fettverbrennung an. Andere Stoffe stärken das Bindegewebe, schwemmen Wasser aus, regen den Zellstoffwechsel an. Genießen Sie Beeren deshalb möglichst oft.

PRO PORTION:

113 KCAL

3 g EW • 3 g F

15 g KH

power

Register

Rezepte gegen Cellulite

Impressum

© 2000 Gräfe und Unzer Verlag GmbH München.

Redaktion und Lektorat:
Dipl. oec. troph. Maryna Zimdars
Umschlaggestaltung:
independent Medien-Design,
Claudia Fillmann
Innenlayout: Heinz Kraxenberger
Herstellung: Helmut Giersberg
Fotos: FoodPhotography Eising,
München
Satz: Johannes Kojer
Reproduktion: Repro Schmidt,
Dornbirn
Druck: Appl, Wemding
Bindung: Sellier, Freising
ISBN: 3-7742-2002-6

Auflage: 5. 4. 3. 2. 1.
Jahr: 2004 03 02 01 00

Angelika Ilies

Die gebürtige Hamburgerin begann ihren Start in die Karriere direkt nach dem Ökotrophologie-Studium – mit einem Umweg über London, wo sie in einem renommierten Verlag Redaktionsalltag erlebte. Zurück im eigenen Land verstärkte sie das Kochressort der größten deutschen Foodzeitschrift. Seit 1989 arbeitet sie erfolgreich als freie Autorin und Food-Journalistin.

Susie M. und **Pete Eising** haben Studios in München und Kennebunkport, Maine (U.S.A.). Sie studierten an der Fachakademie für Fotodesign in München, wo sie 1991 ihr eigenes Studio für Food Fotografie gründeten.

Für dieses Buch:
Fotografische Gestaltung:
Martina Görlach
Foodstyling:
Monika Schuster

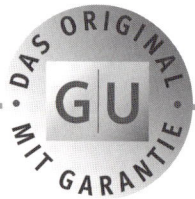

Das Original mit Garantie

IHRE MEINUNG IST UNS WICHTIG. Deshalb möchten wir Ihre Kritik, gerne aber auch Ihr Lob erfahren. Um als führender Ratgeberverlag für Sie noch besser zu werden. Darum: Schreiben Sie uns! Wir freuen uns auf Ihre Post und wünschen Ihnen viel Spaß mit Ihrem GU-Ratgeber.

UNSERE GARANTIE: Sollte ein GU-Ratgeber einmal einen Fehler enthalten, schicken Sie uns das Buch mit einem kleinen Hinweis und der Quittung innerhalb von sechs Monaten nach dem Kauf zurück. Wir tauschen Ihnen den GU-Ratgeber gegen einen anderen zum gleichen oder ähnlichen Thema um.

Ihr Gräfe und Unzer Verlag
Redaktion Kochen
Postfach 86 03 25
81630 München
Fax: 089/41981-113
e-mail: leserservice@
graefe-und-unzer.de

FOREVER YOUNG

das Erfolgsprogramm von Dr. Strunz

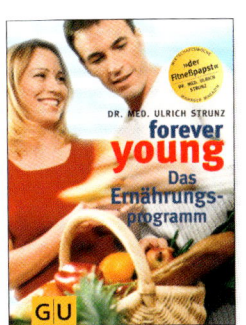

ISBN 3-7742-4001-9
128 Seiten

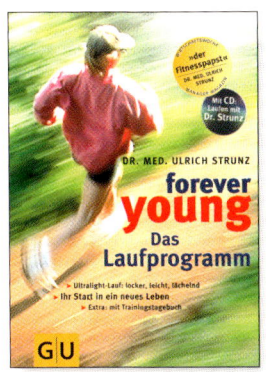

ISBN 3-7742-4830-3
160 Seiten
mit Lauftagebuch und CD

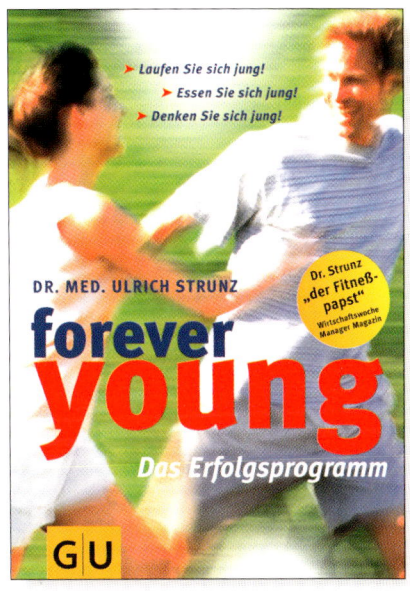

ISBN 3-7742-1736-X
192 Seiten
mit Lauftagebuch

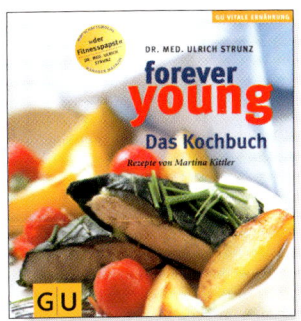

ISBN 3-7742-2025-5
160Seiten

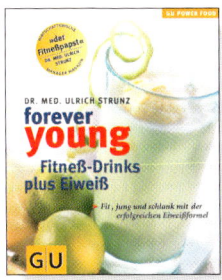

ISBN 3-7742-1904-4
64 Seiten

Starten Sie ab heute in Ihr neues Leben. Mit dem sensationellen Erfolgsprogramm von Dr. Strunz: Laufen Sie sich jung! Essen Sie sich jung! Denken Sie sich jung!

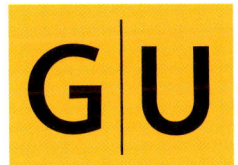

Gutgemacht. Gutgelaunt.

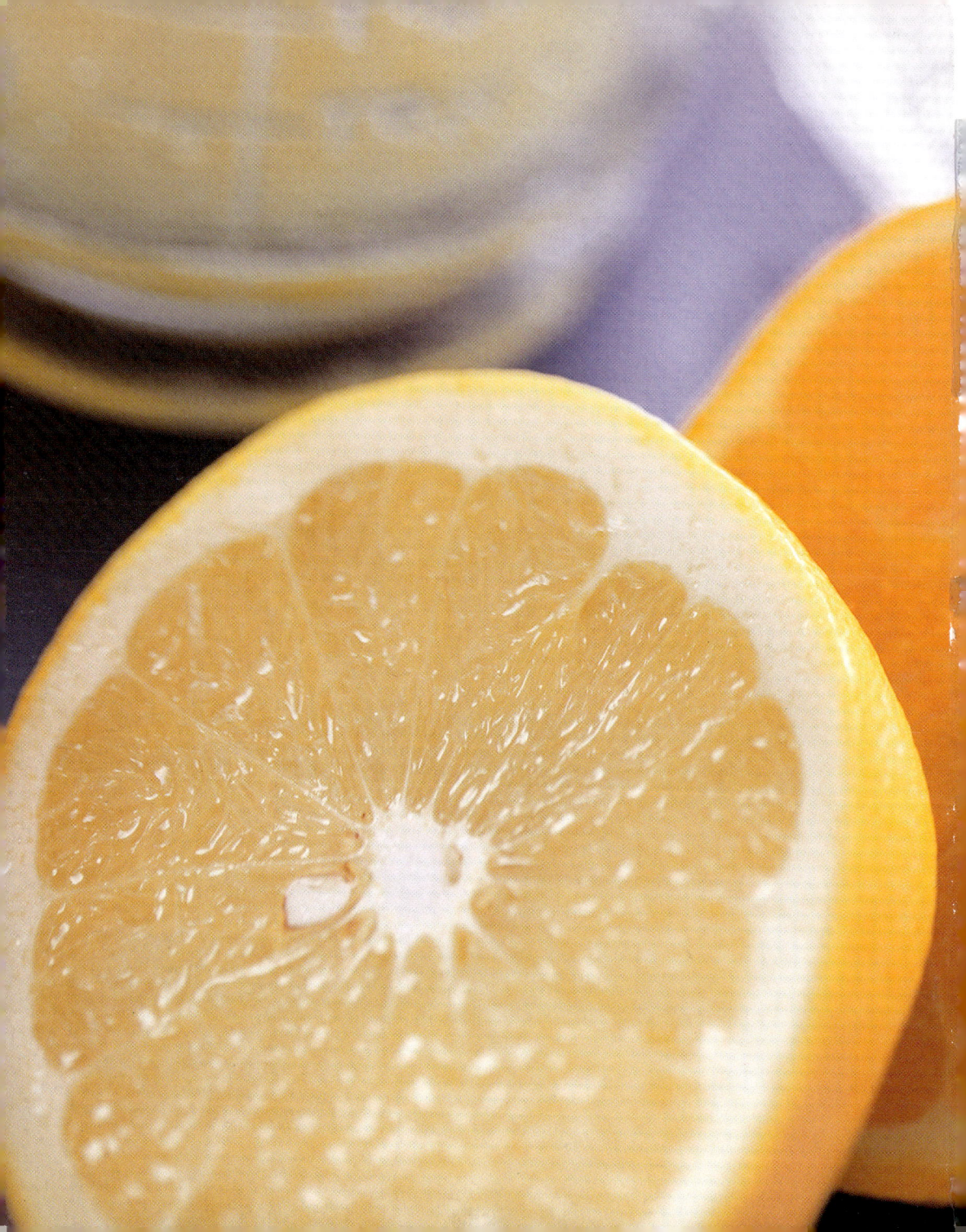